DEMENSHÅNDBOGEN
– en artikelsamling

Af

Esther Davidsen

Torben Riise

Maria Tønnersen

Esther Davidsen

Torben Riise

Maria Tønnersen

DEMENSHÅNDBOGEN

- en artikelsamling

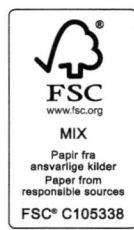

© 2021 GUIDEN65 IvS

Redaktion: Torben Riise
Korrekturlæsning: Torben Riise

Forlag: BoD – Books on Demand, Hellerup, Danmark

Tryk: BoD – Books on Demand, Norderstedt, Tyskland

ISBN: 978-87-4302-588-7

GUIDEN65's vision med ***Demenshåndbogen*** er at udbrede viden og råd om hjælp til selvhjælp for mennesker, som enten allerede har fået demensdiagnosen eller som med eller uden deres viden er ved at udvikle demens.

Bogen er en redigeret samling af artikler, som blev udgivet på GUIDEN65's website løbet af 2019-20. De er baseret på den seneste viden om forskning på demensområdet, og de er skrevet så de er let tilgængelige for alle, som ønsker at være bedst muligt rustede til at imødegå de udfordringer, som følger med at få demens.

Pårørende og private og offentlige plejere på alle niveauer, vil også have stort udbytte af denne bog.

Vi håber Demenshåndbogen giver inspiration til at forbedre tilværelsen for enhver, som bliver berørt af sygdommen.

INDHOLD

AFSNIT 3: LIVSSTIL EMNER . . . beskriver områder, hvor vi har en stor kontrol over vores fysiske, mentale, og kognitive sundhed:

AFSNIT 4: VÆRD AT VIDE - SPECIELLE EMNER . . . omfatter artikler om risikofaktorer for udviklingen af demens samt andre aspekter af sygdommen:

AFSNIT 5: OM HJERNE OG SANSER . . . omfatter artikler beregnet for de nysgerrige, som vil vide "hvad der sker i kroppen og i hjernen:"

AFSNIT 6: SEX OG INTIMITET . . . omfatter artikler om de ændringer, udfordringer, og muligheder der optår, når demens bliver en del af samlivet:

AFSNIT 7: OM GUIDEN65 . . . indeholder en beskrivelse af GUIDEN65, dens kontaktinformation og hjemmesider, samt en kort beskrivelse af de bidragende forfattere:

INTRODUKTION

Viden er magt!

Hvis vi vil tage kontrol over vores liv og de udfordringer vi møder, kræver det, at vi har den nødvendige viden til at gøre det.

Det gælder i høj grad inden for et felt som demens.

Demens er en gruppe af alvorligt svækkende, ikke-helbredelige sygdomme, der berører både individet og hans/hendes familie - og samfundet. Demens er en af de største årsager til ældre menneskers handicap og afhængighed af andre og er den tredje største dødsårsag i befolkningerne i velhavende lande.

Sygdommen udvikler sig langsomt - startende så tidligt som i 40-50'erne - men manifesterer sig først senere i livet. Med andre ord: Den kan være i gang længe før vi ved af det, og når vi får diagnosen, er der "ingen vej tilbage".

På den baggrund er alt, hvad man kan gøre for at forsinke starten eller muligvis helt forhindre sygdommen, uvurderlig.

Det er her, viden kommer ind - og det er, hvad denne håndbog handler om: Viden om hvad sygdommen er, viden om hvad enkeltpersoner, deres familier og plejepersonale kan gøre for at få det bedste ud af situationen, og frem for alt viden om hvad en person, der *ikke* har sygdommen, kan gøre for at forbedre chancerne for at undgå den i fremtiden!

Med dette formål er håndbogen dedikeret til de mange mennesker, der ønsker let adgang til viden om en bred vifte af emner om demens.

Og det er en stor gruppe.

Nationalt Vindenscenter for Demens skønner at 90.000 mennesker i Danmark er ramt af demens i forskellig grad, og at 7.700 nye tilfælde konstateres årligt. Det skønnes, at omkring 400.000 familiemedlemmer og pårørende berøres af sygdommen. Disse tal forventes at fordobles i de næste 20 år.

Desuden er der hele gruppen af fagprofessionelle i det private og offentlige regi, som er involverede i behandling og pleje af mennesker med demens.

Men vi har også dedikeret denne bog til den store gruppe mennesker, som ønsker at skaffe sig viden om demens, fordi de ved, at de er i en risikogruppe for at udvikle demens, eller fordi de gerne vil være informerede om, hvad der venter dem, *hvis* de en dag får en demenssygdom.

Som sagt er der endnu ingen helbredelse for denne sygdom, så et centralt aspekt af de artikler, som er med i denne håndbog, er at fremhæve, hvad man kan gøre for at mildne eller udskyde (dvs mindske risikoen for) sygdommen og for at leve et godt liv med den.

Vi har tilstræbt at bringe artikler, som er jordnære og praktiske, og som har et højt fagligt og videnskabeligt indhold, uden at de derved er vanskelige at forstå. Forfatterne har alle en faglig baggrund inden for demens, bioteknologi, og sygeplejer/lægevidenskab - omend ingen af dem er læger.

Vi vil derfor understrege, at disse artikler *ikke* erstatter konsultationer med din egen læge og med kommunernes fagpersonale. Og vi vil samtidig understrege, at fordi vi alle er forskellige, er ingen af de løsninger eller råd, som præsenteres på disse sider, brugbare for enhver.

Brug derfor bogen som supplement eller inspiration til, hvad du måtte ønske at diskutere med din læge/fagpersonale.

Vi håber, du finder denne bog nyttig. Du kan altid kontakte GUIDEN65 med spørgsmål, kommentarer eller emner, du gerne ser behandlet i fremtidige opdateringer af håndbogen. Skriv til info@guiden65.dk eller gå til vores hjemmesider på www.guiden65.dk.

November 2020
Forfatterne

Afsnit 1
Værd at tænke over

Indhold

DEMENT ELLER MENNESKE MED DEMENS
- SPROGFORSKEL MED STOR BETYDNING

Siger du "dement" eller "menneske med demens"? Spiller det overhovedet en rolle, om vi siger det ene eller det andet? Vi ved jo godt, hvad vi taler om. Nedenfor forklarer vi, hvorfor det gør en stor forskel, hvad du siger.

Fordi det, vi siger, faktisk gør en kæmpe forskel, håber vi, du vil læse denne artikel med stor opmærksomhed og overveje de opfordringer, vi bringer til slut.

Dette emne har to perspektiver:

- Det **individuelle** perspektiv der udgår fra de mennesker, der har en demenssygdom tæt inde på livet (de sygdomsramte og deres pårørende, venner, arbejdsplads og lign.)
- Et perspektiv som udgår fra samfundet og især **fagpersoner** inden for demensområdet.

#

DET INDIVIDUELLE PERSPEKTIV

Ting udvikler sig—heldigvis. På demensområdet har vi set en udvikling over tiden, som er gået fra et fokus på demenssygdommen til et fokus på mennesket, som har demens og på, hvordan det opleves at have sygdommen.

Dette perspektivskifte og de afledte effekter er stadig undervejs, og det vil tage en rum tid, inden vi når målet. Nedenfor har vi sammenfattet disse aspekter (frit efter Tom Kitwood - engelsk psykolog og professor):

Det gamle perspektiv

Vi siger 'demente' - Vi har fokus på og behandler demenssygdommen - Vi anser upassende adfærd som et sygdomstegn og behandler det derefter - Vi har fokus på sygdomslære og behandling - Vi skelner mellem professionelle og private relationer - Vi fokuserer på realitetsorientering - De fagprofessionelle er eksperterne, og deres indsatser er baseret på den tillærte viden.

Det nye perspektiv

Vi siger 'mennesker med demens' - Vi har fokus på hele mennesket og på, at hele kroppen fungerer - Vi anser upassende adfærd som udtryk for kommunikation, og tilpasser indsatsen derefter - Vi fokuserer på livshistorie, vaner, og værdier på lige fod med sygdomslære - Vi bruger os selv som redskaber for oprigtige relationer - Vi møder mennesker med demens i deres verden og anerkender deres oplevelser - Det er menneskerne med demens og deres pårørende, der er eksperterne, og som viser vejen for de fagprofessionelle.

Hvorfor dette skifte?

Som sagt er begrebet 'dement' et udtryk for det sygdomsperspektiv, vi arbejder på at flytte os væk fra. Udtrykket 'mennesker med demens' hjælper os med at huske, hvad vi er på vej hen imod.

Tilbage til spørgsmålet: Hvorfor går vi overhovedet op i, hvordan vi bruger ord og begreber?

Vi anskuer alle verden og de ting, vi oplever, på baggrund af vores erfaringer. Vi har en mental erfaringsrygsæk med os, som præger den måde, vi er på. I relation til oplistningen ovenfor, er vores erfaringsrygsæk primært fyldt op med det gamle perspektiv. Det er naturligt og forventeligt. Perspektivet er jo baseret på de traditioner, som længe har hersket indenfor behandlingsområdet, indenfor medierne, og i samfundet.

På mange måder kan man sige, vi har arbejdet *udenom* mennesket. Vi har haft fokus på udredning, diagnosticering og behandling af sygdommen (incl. vacciner i de seneste år). Det har bragt os langt med hensyn til, hvordan vi behandler *sygdommen* - men vi glemte mennesket undervejs.

Er demensbyer en god ide?

Vi har endog etableret demensbyer, som på mange måder giver god mening, løser et stort sikkerhedsaspekt, og tilfredsstiller et vist social behov. Men, ville djævlens advokat sige, demensbyer er netop udtryk for en stigmatisering af mennesker med demens: Vi pakker dem væk, så vi ikke *selv* bliver forstyrret eller besværet, så vi ikke behøver at beskæftige os med dem og tænke på dem.

Med andre ord: Vi viser dem, at vores samfund ikke er indrettet til at rumme mennesker med demens, og at vores holdning er, at de er uønskede. Og her kommer det vigtigste:

Den afledte effekt heraf er, at mennesker med demens oplever, at de bliver mødt med denne holdning. De oplever at de bliver "opbevaret," at vi arbejder udenom dem, at vi tager beslutninger på deres vegne, at vi tager deres selvværd fra dem! **Av! Det kan vi ikke være bekendt!**

Det kræver en kraftanstrengelse at vende denne anskuelse. Vores samfundssyn er ikke sådan lige at gøre op med. Men vi er i gang. Vi oplever heldigvis, at perspektivændringen skaber værdi med det samme. Mennesker med demens har brug for at blive regnet for noget. *De* har brug for, at *vi* har brug for dem - ligesom alle andre mennesker har. Det er dér, vi skal hen: Til et samfund der har brug for mennesker med demens og *deres* måde at opleve verden på. Brug for det, *de* kan lære os.

En *oprigtig* holdning

Vi nævnte i indledningen: *Omverdenen fokuserer på sygdommen og ikke på mennesket.* Det er et utroligt rammende eksempel på forskellen mellem de to perspektiver.

Og hvis vi vender tilbage til de to perspektiver i Kitwood's oplistning ovenfor, så er punktet "Vi bruger os selv som redskaber til at skabe *oprigtige* relationer" det centrale omdrejningspunkt. Det stiller store krav til både pårørende og fagprofessionelle, fordi det kræver, at vi er *oprigtigt* nysgerrige omkring hinanden, at vi arbejder *oprigtigt* med at blive bedre til at skabe relationer.

Ordet *oprigtigt* peger på nødvendigheden af at se vores *egne* fordomme i øjnene og gøre op med dem, hvis vi vil skabe det nye perspektiv.

Dette kom klart til udtryk i en undersøgelse for nylig *(Jacob Birkler - tidligere formand for Etisk Råd - Undersøgelse 2020)*, hvor det konkluderedes at *det var ikke den manglende hukommelse, som var det værste for personen med demens; det var* <u>*måden*</u>*, hvorpå omverdenen* <u>*reagerer*</u> *på den manglende hukommelse,*

Omstillingsprocessen vil lære os utroligt meget om os selv, om vores måde at være på, og om vores egne relationer til mennesker med demens.

Hvad kan vi gøre?

Som nævnt har vi alle brug for, at der er brug for os . . . som livspartner, familiemedlem eller ven, og som medarbejder eller frivillig. Vi har roller i mange sammenhænge, som skaber vores identitet og værdi i livet.

Mennesker, som bliver ramt af demens, oplever, at disse roller ændrer sig markant. Det er en naturlig følge af at få en sygdom, der påvirker én så gennemgribende, som en demens gør. Mange må stoppe med at arbejde, mange oplever at vennerne falder fra, fritids- og sociale aktiviteter bliver også svære at vedligeholde. Og vi har en tendens til at forklare det hele ud fra demenssygdommen.

Men kunne det ikke være spændende at vende det hele på hovedet – skifte perspektivet til at antage, at det *er mennesket med demens*, som har retten til at definere deres virkelighed?

Som konsekvens deraf kunne vi *andre* forsøge at tilpasse os i højere grad.

For eksempel:

Hvad nu hvis arbejdspladsen . . .

*   skaber plads til en medarbejder, som får en demenssygdom, tilpasser opgaver, rammer, mødetider, osv til medarbejderens behov og virkelighed?
*   insisterer på, at medarbejderen har en værdi uanset hvilke rammer han/hun har brug for?
*   holder kontakt til medarbejderen gennem hele sygdomsforløbet
*   uddanner *kollegerne* til at se værdien i mennesket med demens?

Hvordan mon det *så* vil opleves at få en demenssygdom?

Hvad med vores eget perspektiv?

Samme perspektivændring kan tænkes ind i de nære relationer med en samlever/pårørende. Men selv her bliver det svært. Det kræver overskud og kraftanstrengelser at være en del af den udvikling og forandring, som indtræffer hen ad vejen med et menneske, der får en demenssygdom. Det er forbundet med sorg, afmagt og ensomhed.

En perspektivændring i de nære relationer kræver, at man tager favntag med disse følelser og går i kamptræning for at se mennesket bag sygdommen, se de ressourcer, der altid er til stede hos dem.

Det rejser spørgsmål om et perspektivskifte i lighed med de ovennævnte:

For eksempel:

Hvad nu hvis . . .

- den pårørende finder nye kvaliteter i relation til mennesket med demens?
- demenssygdommen giver mere ro og nærvær i relationen?
- demenssygdommen giver nye perspektiver på, hvordan livet kan leves?
- demenssygdommen lærer os at være langt mere tilstede i nuet?

Hvordan ville *det* opleves?

Den pårørendes situation

Vi ved, at humør og energi smitter af på vores medmennesker. Som pårørende bliver man naturligvis også *selv* smittet af andres holdninger og opfattelse af, hvordan det er at have en demenssygdom.

Disse holdninger tager man med sig ind i den nære relation og ser derfor mennesket, som er ramt af en demenssygdom, i *omgivelsernes* lys.

Det gør det dobbelt udfordrende for den pårørende at skifte perspektivet. Man skal både håndtere sorgen og leve med udfordringerne og frustrationerne. Man skal blive bevidst om de "fordomme," man har om demens og gøre op med dem. Man skal derefter vælge at se den pårørende som et menneske, man har brug for, se dem som én, der har ressourcer og ret til at være i verden på den måde, de nu engang er: Et menneske med en sygdom, og hvad deraf følger.

Hvis vi som pårørende kan finde mening i forløbet, kan passe på sig selv, kan sørge for selv at blive "tanket op," så kan vi faktisk påvirke et demensforløb positivt. Men det er en rejse, man ikke kan tage alene. Man skal *selv* have hjælp og støtte, og man kommer til at sluge nogle gevaldige "kameler" undervejs.

Det er svært for de fleste at møde andre på *deres* premisser og hjælpe dem i denne omstilling. Men det er kun de af os, som ikke er ramt af demens, som har ressourcerne til at møde mennesker med demens i *deres* verden - hvis vi tør.

Men gevinsten er stor.

Gevinsten

For mennesket med demens vil disse perspektivændringer gøre en stor forskel. Det vil give dem en oplevelse af eksistensberettigelse og accept. Vi har alle prøvet at føle os udenfor, misforståede, og uden formål i livet. Men det går over, når vi har orienteret os mod nye mål, skabt nye relationer, og redefineret vores værdier.

Det kan vi opnå ved at skifte perspektivet.

Opfordring

Vi opfordrer alle, som er i berøring med et demensramt menneske, til at diskutere disse perspektiver *med dem*. Det er den eneste måde, du kan være sikker på, at du ved, hvordan mennesket med demens oplever sin situation. Og det er den eneste måde, du ved, hvad og hvordan du kan bidrage til at gøre situationen lettere og øge livskvaliteten for alle berørte parter.

Det er ikke nogen lille opgave, men den er indsatsen værd.

Yderligere materiale:

Vi opfordrer dig også til at nærlæse artiklen *Demens og bevidsthed* med temaet 'er der nogen hjemme?' Den giver et tankevækkende indblik i bevidstheden hos et menneske med demens, som pårørende og plejere *ikke* må overse.

###

SAMFUNDSPERSPEKTIVET

Udover de menneskelige aspekter af dette perspektivskifte, er der et samfundsmæssigt/fagligt perspektiv af tilsvarende vigtighed.

Generel problematik

Tænk over denne problemstilling:

Har nogen nogensinde spurgt en elev/studerende, hvad han eller hun mener om undervisningen, tidsplanen, indholdet, relevansen, etc.? Har nogen nogensinde spurgt en indvandrer, om hans eller hendes syn på integrering, på ønsket om at blive dansk, eller om, hvad han eller hun har mest behov for? Har nogen nogensinde spurgt et fængslet menneske om hans eller hendes syn på rehabilitering, på livet som indsat, på hvad han eller hun har behov for?

Svarene er nej!

Vi har med andre ord helt glemt at inddrage de mennesker, som er direkte berørte af systemerne, vi etablerer omkring dem, helt afskåret os selv fra de værdifulde informationer, disse mennesker kan give både medborgere og samfund. Derved gør vi dem til "objekter," til datapunkter i de "statistikker," vi forlader os på, når vi tilrettelægger resources, laver nye programmer, mv. Vi aner derfor ikke, om de virker for individet.

Demensholdningerne

Det samme er tilfældet med mennesker med demens. Det forklarer vi nedenfor.

Samfundet har mange forskellige parametre at navigere efter og måle sig på. Man siger, at et samfund kendetegnes ved den måde, det behandler sine svageste borgere på. Vi har i de sidste mange år arbejdet for at skabe bedre vilkår for nogle af de svageste i vores samfund - herunder mennesker med demens. Vi har opkvalificeret personalet, oplyst samfundet, skaffet demensvenner, afholdt demensuger, skabt demenslandsbyer og meget mere. Alt sammen med den bedste intention om at forbedre livet for mennesker der rammes af demens. Men hvad nu, hvis nogle af initiativerne har den modsatte effekt?

Negativ socialteknologi

Tom Kitwood skrev om den såkaldte negative socialpsykologi. Dette begreb dækker, blandt andet, over den stigmatisering, underkendelse og objektificering mange mennesker med demens oplever. De holder op med at repræsentere en samfundsmæssig værdi, og bliver så at sige "dømt ude". Vores samfundsstrukturer støtter op om dette. Vi laver systemer som arbejder *udenom* mennesket med demens, ikke *sammen* med. Demenslandsbyerne sikrer gode rammer, men konsekvensen er også at beboerne er ude af samfundet.

Det kan ikke undgå at smitte af på de pårørende og de der arbejder indenfor demensområdet. Vi har skabt et system der måler og vejer på rammerne omkring mennesker med demens (dokumentation, demensvenlig indretning, forbrug af medicin, antal af magtanvendelser, etc.). Vi har reelt set ikke fokus på, hvordan det opleves at have en demenssygdom, og hvordan man kan trives med en demenssygdom. Det perspektivskifte har været i gang en del år efterhånden, men der er lang vej endnu.

Et praktisk initiativ

I England har man åbnet "The Restaurant That Makes Mistakes" – Restauranten der laver fejl.

Man kan sige, at man har skabt et rum for at mennesker med demens fortsat repræsenterer en samfundsmæssig værdi. Samtidig med at man nedbryder den negative socialpsykologi, gennem anerkendelse, beskæftigelse og inklusion i fællesskaber og i samfundet.

Når der sker fejl og omsorgssvigt, taler vi meget om manglen på ressourcer. Det kan godt være tilfældet, men ikke nødvendigvis. Der er i høj grad også tale om menneskesyn, om hvordan vi anerkender mennesker med demens, taler med dem, er sammen med dem og støtter dem i at have et meningsfuldt liv. Det kræver meget mere end blot at sige "jeg møder borgerne i øjenhøjde."

Det kræver, som sagt, at vi anser mennesker med demens som ligeværdige og med de samme eksistentielle behov som resten af os. Og det kan vi kun, hvis vi lærer at opleve verden på den måde, et menneske med demens oplever den . . .

Det fører os hen til en helt ny og meget vigtig udvikling inden for "demens-forståelse," som omtales i slutbemærkningerne (Helt nye perspektiver) i den følgende artikel, *Demens og bevidsthed*.

Heldigvis er der en en markant samfundsmæssig holdningsændring igang. Det offentlige system har ved flere lejligheder givet udtryk for en "mere menneske – mindre sygdom" holdning.

Det har bl.a. affødt en masse udvikling og læring rundt om i landet.

Mere end et halvt-hundrede forløb, som landets kommuner og regioner har haft i gang de seneste år, er blevet opsamlet i en rapport (*Praksisnært kompetenceløft i kommuner og regioner),* som viser:

- kompetenceløftet har øget deltagernes viden om demens og kendskab til indsatser på demensområdet
- størstedelen af deltagerne kan omsætte og anvende ny viden og redskaber i praksis efter kompetenceløftet
- kompetenceløftet har styrket praksis på flere parametre (fx styrket forståelse af situationen hos mennesket med demens)
- kompetenceløftet har bidraget med større refleksion, en større lyst til at tilegne sig viden, en større tilfredshed i arbejdet og en større sparring.

Det er en opmuntrende udvikling, som givetvis vil fortsætte.

Kilde:
Restaurant That Makes Mistakes: https://www.alzheimers.org.uk/restaurant-that-makes-mistakes.

Nedenfor ser vi på demens og bevidsthed og besvarer spørgsmålet: "Er der nogen hjemme" - underforstået: "bag den tomme skal." Når vi står i den ulykkelige situation, at et familiemedlem har fremskreden demens, er det vigtigt at være klar over, at en demensramt menneske faktisk har en fuldt aktiv bevidsthed.

Hvad er bevidsthed?

Vores bevidsthed har været genstand for utallige filosofiske betragtninger i de sidste par tusinde år. Og bevidsthed har været genstand for intens forskning, siden Sigmund Freud omkring 1900 gav psykologien en plads ved siden af store forskningsområder som fysik, kemi og biologi.

Fremragende forskere inden for mange felter går, efter undertegnedes vurdering, galt i byen, når det forsøger at definere og afdække, hvad bevidsthed er - og endnu mere: Hvor vi kan finde den.

Meget kort sagt: Selv om man ikke helt ved, hvad bevidsthed er, er disse forskere sikre på, at man en dag (snart?) vil finde den "et eller andet sted i hjernen." Det er en meget bekymrende konklusion, fordi bevidsthed ikke er noget man kan finde. Det vil vi se nærmere på nedenfor.

Hvad bevidsthed ikke er

Lad os først fastslå, at "bevidsthed" ikke er et *fysisk* fænomen! Derfor kan man ikke "finde" bevidstheden - i hjernen . . . eller noget andet sted!

Når vi ser hjernebølger ved en MRI scanning, er det *ikke* et billede af vores tanker eller af vores "bevidsthed." I stedet ser vi et billede af, hvor og hvordan hjernen arbejder i en given situation, dvs hvilke hjerneceller og elektriske impulser der er involverede i gennemførelsen af en given aktivitet (inkl. tankevirksomhed).

Det fører til den vigtige konklusion, at man ikke mister bevidstheden, når man "mister bevidstheden" ved for eksempel at slå hovedet imod noget hårdt. Hvis det var tilfældet, ville det kræve to opfølgende spørgsmål: Hvor går den hen, når vi mister den - og hvordan kommer den tilbage, når vi "kommer til bevidsthed?

Så husk: *når man "mister bevidstheden," mister man ikke bevidstheden!* Det rejser spørgsmålet: Hvad er det så, "man mister?"

Hjernen og bevidstheden - to forskellige ting

Svaret er faktisk helt enkelt: Det er *hjernens evnen til at arbejde,* vi mister!

De tanker, vi gør os (vores såkaldte indre dialog), er et resultat (output) af hjernens bearbejdelse af bevidsthedens indhold (input). Hjernen virker på samme måde, som et lysbilledapparat, som omdanner et digitalt input (svarende til bevidstheds-input) til et visuelt output (billedet på skærmen). Hverken mere eller mindre.

Hvad har det med demens at gøre?

Der er mange dybsindige og fascinerende aspekter af dette koncept af bevidstheden (se fodnote). Et af dem - og i denne sammenhæng, det vigtigste - er, at det er hjernens manglende evne til at bearbejde input fra bevidstheden, som gradvis går tabt, når en menneske får demens/ Alzheimer's. *Det er ikke et tab af bevidsthed!*

Et andet, tilsvarende aspekt er, at når "vi glemmer noget," er det hjernens *adgang* til bevidsthedens hukommelsesindhold, som er nedsat. Det vil sige: Hukommelsesindholdet (bevidstheden) er der stadigvæk! Det er de fysiske ændringer i hjernen, som gradvis nedsætter dens evnen til at bearbejde indholdet.

Hvorfor er det så vigtigt?

Konsekvensen af dette er, at svaret på spørgsmålet om der "er nogen hjemme," når vi taler om en menneske med fremskreden demens/ Alzheimer's, er, "Ja! Der *er* nogen hjemme." Et menneske med fremskreden demens/Alzheimer's har *den samme bevidsthed, som mennesket havde, før han/hun fik demens!*

Dette gør det naturligvis ikke mindre tragisk at se en menneske glide væk fra én. Snarere tværtimod.

Men det giver mennesker i patientens omgivelser en særlig forpligtelse til at nytænke problematiken om, hvorvidt det "kan betale sig at besøge min far/mor, for han/hun kan jo ikke huske, hvem jeg er og kan ikke engang huske, jeg lige har været der."

Besøge mennesker med demens er ofte noget af det, familie og venner frygter mest. Men vi skal huske, at fordi bevidstheden, "som er hjemme," ikke kan *give udtryk* for det, så *føler* mennesket, at besøget er en værdifuld oplevelse, at de ikke er glemte, at de ikke er gemt væk. Vi har alle positive, biologiske reaktioner (i hjernens amygdala og på celle- og hormonplanet), når vi er sammen med mennesker vi holder af. Det er ikke anderledes for en menneske med demens!

Vigtigheden heraf blev fastslået i den undersøgelse, vi nævnte ovenfor (*Dement eller menneske med demens*), som viste, at for mennesker med demens er omgivelsernes (negative) reaktioner på det forhold, at de glemmer, værre end selve det at glemme.

Værdighed i behandlingen

Dette aspekt af demenssygdommen kan være svært at sætte sig ind i. Men det lærer os, at mennesker med demens skal behandles med værdighed og gives en fornemmelse af, at vi holder af dem, at de ikke er alene, og så videre.

Det er unægtelig en meget stor og vanskelig opgave - men den er værd at gennemføre.

NYT:
Helt nye perspektiver

Mennesker, som *ikke* har demens, kan af gode grunde ikke opleve omverdenen på samme måde, som mennesker med demens gør . . og de har derfor vanskeligt ved at sætte sig ind i deres tilværelse.

Et enormt vigtigt fremskridt til at overkomme denne "oplevelses-kløft" er introduktionen af en demens-simulator!

Demenssimulatoren er "en bolig," indrettet og møbleret, som et almindeligt hjem, men arrangeret sådan, at intet i boligen er, som det giver sig ud for at være: Ting bytter plads, og ting fungerer ikke som forventet. Det gør det svært at bevare overblikket og at udføre selv simple hverdagsopgaver. Det er, med andre ord, en meget realistisk kropslig og emotionel oplevelse og læring for deltageren, som ikke kan opnås på anden måde.

Teknologien bag simulatoren er en sofistikeret interaktion mellem "testpersonen" og boligen, som resulterer i sanse-forvrængelser (det opnås uden brug af VR-briller eller headset).

En typisk træningssession i simulatoren varer ca. 30 minutter og involverer én person af gangen. Personen modtager undervejs instruktioner og vejledning til, hvad han eller hun skal gøre.

Hver session følges op med en debriefing, hvor deltageren sætter ord på oplevelsen og på det grundlag formulerer handlinger bag ordene med henblik på at forbedre plejen af demensramte borgere.

Dette nye initiativ er relevant for enhver, som på den ene eller anden måde er berørt af en demenssygdom - det være sig den demensramtes pårørende, fagpersonale, plejere og andre inden for sundhedsområdet, som ønsker at blive klogere på hele sygdomskomplekset.

Yderligere oplysninger (og reservation) kan fås ved at kontakte Lise Knokgård/SoSu Østjylland på LKN@sosuoj.dk. Se også https://tinyurl.com/y2dzkrk4 for detaljer om simulatoren.

---

*) Note: Det vil kræve en længere - og for mange uvant - forklaring og dokumentation at gennemgå dette i detaljer - og forståelsen heraf er ikke hensigten med denne artikel.

Hvis du vil vide mere om bevidstheden, kan du læse: *Ordinary People, Extraordinary Experiences*. som kan fås på amazon.com/books (se under Torben Riise) eller kontakte info@guiden65.dk.

DEMENS OG ALZHEIMER'S

Ordene Demens og Alzheimer's bruges ofte, som om det er én og samme sygdom. Men der er vigtige forskelle i måden, hvorpå sygdommene udvikler sig på og på, hvad symptomerne er. Nedenfor ser vi på disse forskelle og nævner samtidig to andre vigtige former for demens.

Gennerelle fakta:

- Demens er en *fælles betegnelse* for flere sygdomme, der påvirker de kognitive funktioner, som for eksempel hukommelse, opmærksomhed, kommunikation, genkendelse af ellers ve kendte objekter, ræsonnering, tidsfornemmelse, m.v. Følelseslivet kan også blive påvirket af en demenssygdom.
- Alle kan blive ramt af en demenssygdom, men langt størstedelen, der bliver diagnosticeret med demens, er mennesker over 60-65 år.
- Selv om man i overvejende grad finder demenssygdommen hos ældre mennesker, er alder (processen at blive ældre) ikke *årsagen* til demens! Med alderen kommer ganske vist en vis glemsomhed, en vis nedsættelse af fysiologiske funktioner, og en vis forringelse af vores sanser. Det er normalt og ikke i sig selv tegn på demens.
- Selvom vi ofte finder mennesker med demens i de samme familier, er der ikke noget sikkert tegn på arvelighed.

De hyppigste former for demens er,
- **Alzheimer's**, som udgør ca. 60-70% af alle tilfælde - denne sygdom er karakteriseret ved en ophobning af plak inde i hjernecellerne og en sammenfiltring af protein mellem hjernecellerne; kvinder får Alzheimer's langt oftere end mænd (ca. 3 ud af fire)
- **Lewy's Body Demens**, som udgør ca. 10-20% af alle tilfælde - den forekommer ofte sammen med Parkinsons. Lewy's er karakteriseret ved en ophobning af proteiner inde i hjernecellerne,

som forhindrer den normale kommunikation mellem cellerne; langt flere mænd end kvinder får Lewy's

- **Vaskulær demens**, som udgør ca. 10-15% af alle tilfælde - den adskiller sig fra andre demenssygdomme, fordi den ikke opstår i hjernecellerne, men opstår ofte som følge af åreforkalkning, blodpropper, og blødninger i hjernen (dvs ved problemer som påvirker blodforsyningen til hjernen).
- **Fronto-temporal demens** som udgør ca. 5% af alle tilfælde. Fordi den ofte angriber hjernens forlapper, fører FTD ofte til personlighedsforandringer, som kan være en belastning i familien og på arbejdet. Der er ofte også problemer med at tale og forstå tale.

Der er en vis overlapning mellem sygdommene og de faktorer, som fører til dem. De egentlige mekanismer, for *hvordan* disse sygdomme udvikler sig, er ikke velkendte. Der er endnu ikke nogen helbredelse for demens, selvom visse typer medicin kan mildne forløbet. Det sidste kan du læse mere om i artiklen *Medicin og demens - virker de?* i Afsnit 4, s. 102.

Demens og Alzheimer's

Da ordene demens og Alzheimer ofte bruges synonymt, vil resten af denne artikel i overvejende grad beskæftige sig med disse to sygdomme. Hvis du selv har en demenssygdom eller er pårørende til en demensramt, er det vigtig at kende forskellen mellem demens og Alzheimer, fordi sygdommene kan udvikle sig forskelligt.

Symptomer på demens

Et almindeligt kendt symptom på demens er, at man i stigende grad begynder at glemme ting, glemme personer, og glemme livsnødvendige handlinger som at spise eller at tage sin medicin. I takt med at sygdommen forværres, kan det blive sværere og sværere at leve et almindeligt liv.

Det kan være små eller større ting, demensramte mennesker glemmer, lige fra aftaler til navne på ting og personer, man har kendt hele sit liv. Andre symptomer på demens er forvirring omkring tid og sted, problemer med at træffe gode beslutninger, ændringer i ens personlighed og følelsesliv, samt problemer med at klare praktiske opgaver, man har klaret mange gange før.

Som sammenfatning nævner man ofte de 7 stadier i udviklingen af demens/Alzheimer's:

- Stadie 1: Meget få symptomer, begyndende glemsomhed
- Stadie 2: Mindre hukommelsestab, forringet koncentration, glemsomhed med navne
- Stadie 3: Glemsomhed mht ny information, nedgang i arbejdspræstation, vanskelighed ved at planlægge fremtidige aktiviteter, problemer med organisering, gentagelse af spørgsmål
- Stadie 4: Vanskelighed med komplekse aktiviteter, kan ikke planlægge tid og aktiviteter, depression, tilbagetrukkenhed, undgår udfordrende situationer
- Stadie 5: Vanskelighed ved at huske hjemmeadresse og telefon nummer, behov for assistance ved madlavning, disorienting vedr. tid og sted, aftagende personlig hygiene
- Stadie 6: Behov for assistance med påklædning, glemsomhed med navne af nære familiemedlemmer, ændringer i personlighed inkl. Hallucinationer og paranoia, begyndende behov for konstant overvågning og hjælp med al personlig hygiejne
- Stadie 7: Manglende evne til at tale eller svare fornuftigt, svigtende muskelkontrol, vanskelighed ved at sidde op, begyndende vanskelighed med at synke mad og drikke.

Vær opmærksom på ændringer

Der er mange symptomer på demens, men det er vigtigt at huske, at hvis man oplever *nogle* af symptomerne ovenfor, er det *ikke* sikkert, man har begyndende demens.

Det kan være tegn på andre tilstande, såsom stress eller depression. Det kan også være resultatet af en rigtig lang dag. Svigtende hukommelse kan, som nævnt, også være en naturlig følge af, at man bliver ældre.

Alle mennesker mister hjernekapacitet med alderen i en langsom og umærkelig proces. De fleste har gode muligheder for kompensation uden de store demenssymptomer, netop fordi processen går tilpas langsom.

Det er vigtigt at holde øje med symptomerne og det er vigtigt at kontakte din læge hvis . . .

- du, eller oftere dine omgivelser, begynder at fatte mistanke om, at noget ikke helt er, som det plejer at være,

- en person nær dig eller du selv glemmer flere ting eller oplever andre symptomer oftere end normalt.

Udsæt ikke et besøg hos lægen.

Kilder:

Karger International (www.karger.com/Article/Pdf/333812)

Bogen *Livet skal leves - også med demens*: Pia Brændstrup, Jens Hansen, og Maria Tønnersen:(demensliv.dk/udgivelser-og-foredrag)

Nationalt Videnscenter for Demens: (www.videnscenterfordemens.dk/)

Alzheimer International (https://tinyurl.com/y4t5g4vf)

WHO (https://tinyurl.com/y4t5g4vf)

Vedr. Plak/beta-amyloid: https://tinyurl.com/y4xvehkz

Afsnit 2
At leve med demens

Indhold

Hvis du vil undgå stress i hverdagen, kan du arrangere dig således at du bor demensvenligt. For en menneske med demens kan en uhensigtsmæssig boligindretning være en kilde til stor frustration.

Undgå frustrationer og stress

At have for mange valgmuligheder i hverdagen gør mennesker med demens frustrerede og skaber unødig stress. Når du har tilpasset din bolig til et liv med demens, kan det give dem mere overskud, fordi der ikke er så mange forhindringer.

Hvis du vil forstå, hvordan en menneske med demens oplever stress, kan du at forestille dig en af de dage, hvor du ikke har styr på noget. En dag, hvor nøglen bliver væk, når du skal til at ud ad døren, hvor du ikke kan huske, hvor din mobiltelefon er, selvom du går med den i hånden. Forestil dig så, at du ved, du skal bruge dine nøgler og din mobil, men at du ikke kan huske hvorfor eller hvordan, du skal bruge dem. Og ja – så kan du heller ikke helt huske, hvorfor du egentlig er på vej ud ad døren.

Det er selvfølgelig ikke en 1-til-1 beskrivelse. Der er mange flere aspekter af demenssygdom end de, der er blevet beskrevet ovenfor, men det kan give dig en ide om nogle af de udfordringer et menneske i tidlige demensstadier, står overfor.

Mennesker med demens står overfor valg som disse hele tiden, og de bliver i højere grad påvirket af det end mennesker, der ikke har demens. Derfor er det vigtigt at skabe forudsætningerne for, at mennesket med demens kan undgå den stress og frustration, de oplever ved at skulle træffe valg. En af måderne, man kan undgå stress og frustration på, er ved at bo demensvenligt.

Du kan læse mere om at boligindretning i den efterfølgende artikel.

5 råd til indretning af en demensvenlig bolig

1. Sørg for at hele boligen er oplyst; især badeværelser er ofte meget mørke.

2. Vær opmærksom på niveauforskelle på gulvet, på tæpper, og på dørtrin.
3. Brug etiketter til at vise, hvad der er i skabe og skuffer.
4. Gør alle ting omkring dig så simple som muligt; begræns valgmuligheder i hverdagen.
5. Organiser ejendele så der ikke er fyldt med ting, der kke er nødvendige.

Kilder

Center for Demens - Træning & Rådgivning, Kbh Kommune: https://tinurl.com/y3emyhvg

København Kommune - https://demens.kk.dk/

BOLIGINDRETNING

På Henrik Pontoppidans Vej i København Nord ligger en helt særlig lejlighed, hvor du kan finde inspiration til demensindretning og opleve over 50 demensvenlige hjælpemidler og teknologier. Guiden65 har snakket med ergoterapeut Louise Dehli fra Center for Demens om lejligheden.

Hvad kan jeg bruge lejligheden til?

På trods af at vi kun har været i gang i halvandet år, har inspirationslejligheden allerede givet mange pårørende og fagfolk perspektiver på et liv med demens, og på hvordan demens indretning kan skabe overskud.

"Målet med lejligheden er, at borgere og pårørende præsenteres for lavpraktiske tips og tricks og teknologiske hjælpemidler samt modtager målrettet rådgivning om, hvordan tips og trick og hjælpemidler kan implementeres i hverdagen, så det bidrager til, at den enkelte kan fastholde eller øge sin selvstændige livsførelse"
Center for Demens - Træning og Rådgivning, Københavns Kommune

Hvad kan jeg få hjælp til?

I inspirationslejligheden kan du finde råd til demensindretning og til at gøre dit hjem trygt og overskueligt for samt få vejledning til, hvordan hjælpemidler kan være til gavn for mennesker med demens.

"Vi kan give de fifs, du har behov for," siger Louise Delhi.

Louise Delhi er ergoterapeut ved Center for Demens, der har inspirationslejligheden i København som et af deres projekter. Hun fortæller, at målet med lejligheden er, at borgere og pårørende kan finde hjælpemidler, der ikke koster alverden at indføre.

Rådene fokuserer på helt lavpraktiske ændringer, du selv kan lave uden store økonomiske omkostninger. Det kan for eksempel være indretning af klædeskabe så det bliver en hjælp frem for en udfordring for den mennesket med demens; se *Demensvenlig bolig* artiklen ovenfor.

Hvem besøger lejligheden?

"Folk har forskellige formål med at komme ind og se lejligheden. Mange kommer for at få inspiration og indblik i ting, der kan gøre livet lettere. Derfor er der selvfølgelig mange mennesker med demens og deres pårørende, der kommer herind. Men fagpersoner kan også få noget ud af at se lejligheden." - Louise Dehli.

Derudover kommer nogle mennesker også ind til dem med en specifik ting, de gerne vil have svar på, men typisk vil de bare gerne vil se hvilke muligheder og metoder, der findes.

Alle er velkomne

Når du besøger inspirationslejligheden, er der altid en terapeut klar til at tage imod dig. De tilbyder, at tage dig og dine i hånden og introducere dig for, hvordan man kan leve med demens.

"Den terapeut du møder i lejligheden tager altid udgangspunkt i *din* historie. Det vil sige, at hvis du for eksempel bor i lejlighed, kan hensynene være andre, end hvis man bor i hus - og omvendt," siger Louise Delhi.

Når folk forlader inspirationslejligheden og Center for Demens, har de fået ideer til løsninger, de kan lave, for at få en bedre demensindretning.

Praktisk info

Lejligheden er en del af Københavns Kommunes Center for Demens. Dertilbydes også telefonisk rådgivning og vejledning om demens.

Lejligheden ligger på Henrik Pontoppidans Vej 2B i København N. Den har åbent alle dage efter aftale, men holder åbent hus hver fredag mellem 12 og 14. Inspirationslejligheden kan kontaktes på telefor 23 81 75 75.

Der findes mange andre muligheder for støtte. Et andet er DemensHjørnet i Aarhus.

Kilde:
Center for Demens Rådgivring & Træning, Kbh - https://tinyurl.com/y2cdjwn3

Vi kommer sikkert til at leve med COVID-19 i samfundet i en lang tid fremover, så vi har brug for gode råd om COVID-19 og demens. Noget af det nedenfor anførte er sagt før, men de kan ikke gentages for tit.

1. De fleste overlever COVID-19

Vi ved, at mennesker over 60 år har en fem gange så høj risiko for at udvikle covid som mennesker under 60 år, og at mennesker over 75/80 år har en 10 gange så høj risiko. Ikke desto mindre er det vigtigt at huske, at langt den største andel af ældre—mere end 85%—*ikke* får alvorlige komplikationer og overlever covid sygdommen.

2. Øget risiko for demens

Ikke desto mindre er det vigtigt at vide, at i forhold til personer, som ikke har demens, har personer *med* demens en betydelig højere risiko for at få COVID-19, og vil langt hyppigere blive indlagt på hospitalet og dø af komplikationerne.

Denne større risiko kunne ikke forklares ved de "typiske" demens-faktorer: Høj alder, ophold på pleje- og ældrehjem, astma, overvægt, diabetes, eller kardiovaskulære lidelser.

Med disse faktorer elimineret, havde personer med demens mere en doublet så høj en risiko for at få COVID-19.

Der er med andre ord en klar - omend ikke forklarlig - sammenhæng mellem demens og COVID-risiko.

3. Tag vare på dig selv

Det sætter focus på, hvordan en person med demens beskytter sig mod COVID-19.

At tage vare på en menneske med Alzheimer's er i sig selv en stor og vanskelig opgave, men den kompliceres yderligere, hvis mennesket får COVID-19 (herefter "covid"). På grund af infektionsrisikoen bør kontakten til andre mennesker helt eller delvist begrænses. Men hvis menneskets tilstand forværres, hvordan håndterer man så et lægebesøg?

4. Ring til lægen istedet for at møde op

Hvis du tror, at du selv eller én af dine nærmeste har covid, anbefales det *ikke* at møde op fysisk, men at ringe først. De fleste læger har nu konsultationer over Internettet eller per telefon.

I mange tilfælde kommer en plejegiver hjem til en menneske med Alzheimer's (hvis det ikke er muligt/praktisk at yde pleje udendørs). I sådanne situationer er det vigtigt, at vedkommende:

- checker din egen temperatur inden plejeren kommer indenfor; hvis den er over 38.5 °C bør plejeren ikke komme i kontakt med et menneske med Alzheimer's
- vasker hænder grundigt
- bruger mundbind

Mundbind kan desværre være en hindring for kommunikationen mellem mennesker med Alzheimer's og deres plejer, fordi de ikke kan se plejernes ansigtsudtryk, og derved går glip af vigtige visuelle og emotionelle signaler.

Men brugen af mundbind er ikke desto mindre vigtigt. Grunden er at den simple, at demens svækker kroppens immunsystem (se artiklen om Immunsystemet i Afsnit 4, nedenfor), så der er grund til at være forsigtig.

Det er også vigtigt, at mennesker med demens lærer at undgå at berøre deres ansigt. Bevarelsen af rolige omgivelser og dagligdags rutiner er også vigtig, især når samfundet åbner op mere og mere.

5. Spis godt, motioner og få ordentlig søvn

For en god ordens skyld skal det nævnes, at mennesker med demens selv kan gøre meget for at udskyde udviklingen og mindske effekten af sygdommen. Nogle af de vigtigste faktorer er en sund kost (Middelhavs kostplanen), motion, og rigelig med søvn. Vi henviser til specialartikler om disse faktorer nedenfor.

Kilder:

Denne artikel er baseret på informationer fra Alzheimer's Foundation of America - https://alzfdn.org

De seneste informationer om demens og COVID-19 er dokumenteret i en rapport fra Alzheimer Journals, see

https://alz-journals.onlinelibrary.wiley.com/doi/10.1002/alz.12296

"Hans, jeg har sagt til dig to gange, at vi skal til gymnastik i eftermiddag!"

Kender du følelsen af at blive spurgt om det samme flere gange om dagen - og svare på det samme spørgsmål igen og igen? At du gør dit absolut bedste for ikke at lyde irriteret, mens du tålmodigt forklarer, hvordan fjernbetjeningen eller mikrobølgeovnen virker - igen?

Hvis en af dine nærmeste lever med en demenssygdom, kan du sikkert nikke genkendende til ovenstående situation. Som pårørende til en menneske med demens forsøger man at være åben omkring de problemer, der kan være forbundet med sygdommen. Men det kan være frustrerende for alle parter, når sygdommen sætter ind i jeres liv. Derfor har vi her samlet nogle gode råd til, hvordan du som pårørende til en menneske med demens bedst kan håndtere hverdagen.

Dagligdagen med demens
Når man er pårørende til et menneske med demens, kender man bedre end nogen anden til de problemer, der kan være knyttet til de kognitive funktionsnedsættelser, som sygdommen medfører.

Vedkommende har svært ved at huske, og det kan være svært at forstå den demensramte, fordi ord forsvinder eller bytter plads med andre, der har en helt anden betydning. Den demensramte oplever også ofte sanseforstyrrelser, der kan påvirke livskvaliteten i en særdeles negativ retning. Læs mere om, hvordan demens påvirker vores sanser i de tre artikler i Afsnit 5, nedenfor.

For dig, der lever med demens tæt på livet, er den ændrede adfærd et vilkår, din familie nok har indrettet jer efter. I har sikkert fundet metoder til at få kaffemaskinen til at virke, som den plejer. Måske er der sat tape hen over noget af fjernbetjeningen, så den holder op med at drille. Familier, der lever med demens, er generelt gode til at finde på løsninger. De laver også specielle aftaler, der får hverdagen til at glide, små, vigtige ændringer, som kan være med til at fjerne fokuseringen fra sygdommens negative indflydelse på tilværelsen.

Bliv inspireret af andre

Selv om hjemmelavede løsninger ofte er et godt sted at starte, kan det være en stor hjælp at vide, hvordan andre håndterer sygdommen og de udfordringer, den medfører. Her er det vigtigt at huske, at mange familier lever med demens i større eller mindre grad. I Danmark lever cirka 90.000 med en demensdiagnose, og omkring 400.000 er pårørende til en demensramt.

Derfor er der en masse gode råd at hente fra andre, der har erfaring med at leve med en demenssygdom på den ene eller anden måde.

Se artiklerne ovenfor om boligindretning og demensvenlige boliger.

Hjælpemidler til hverdagen

Når man er pårørende til et menneske med demens, har man ofte et ønske om at hjælpe og støtte vedkommende til at klare sig selv bedst muligt, så han eller hun kan bevare en følelse af selvstændighed og uafhængighed.

I dag findes der heldigvis et hav af muligheder, der kan hjælpe den demensramte med at strukturere sin hverdag og huske aftaler. For eksempel findes der teknologiske løsninger, der både kan hjælpe den demensramte med at finde vej og blive fundet, hvis vedkommende bliver væk og ikke kan finde hjem.

Hvis den demensramte har for vane at gå en tur uden at kunne finde hjem, kan man med fordel anvende GPS-trackere, så man kan få dem hjem igen. Se anmeldelser af GPS-trackere på GUIDEN65's website.

Man kan også prøve at spørge fagpersoner om gode råd. Men i forhold til hjælpemidler mangler de ofte up-to-date viden, fordi markedet hele tiden udvikler sig. Her er GUIDEN65 til gengæld en kilde til information om de nyeste og bedste hjælpemidler på markedet.

Udnyt vanens magt

Ud over hjælpemidler er der mange lavpraktiske ting, der også kan hjælpe den demensramte i hverdagen. Det vigtigste er at tage udgangspunkt i det, der virker for den enkelte. Her kan man starte med at se på eksisterende vaner og rutiner.

Det kan være at holde fast i den kalendertype, vedkommende altid har brugt. Man kan lave en genbrugelig indkøbsseddel med de produkter og fødevarer, man bruger mest til daglig. Man kan sørge for at sætte mere lys op i boligen, da mørke omgivelser gør det sværere for den demensramte at finde rundt og finde ting.

Andre sætter mærkater på fjernbetjeningens eller kaffemaskinens tænd/sluk-knap. Nogen maler postkassen i en særlig farve, så den er lettere at genkende. Der er hjemmestrikkede løsninger med at sætte dymo-labels eller billeder på skabe, så man kan se eller læse sig frem til, hvad der er i skabet. Nogle mennesker placerer medicin ved siden af kaffedåsen, så vedkommende automatisk bliver mindet om at tage den.

Forskning i demens

I dag findes der desværre ikke nogen behandling, som kan kurere demenssygdomme. Mange forskere er i øjeblikket i gang med at undersøge oprindelsen til demens med henblik på at finde en medicinsk behandling.

Indtil da må demensramte og pårørende ty til hjælpemidler og andre løsninger, der kan lette hverdagens udfordringer. Her findes der en lang række både høj- og lavteknologiske hjælpemidler, der kan forbedre livskvaliteten.

Teknologi kan hjælpe

Inden for højteknologiske hjælpemidler har Nationalt Videnscenter for Demens for eksempel udviklet en app til smartphones. Gennem tekst og billeder kan den demensramte let danne sig et overblik over hverdagens gøremål og aftaler. Dermed giver den mennesker med demens og den pårørende familie mulighed for at strukturere hverdagen sammen. Ud over apps findes der mange andre højteknologiske hjælpemidler på markedet. Det kan for eksempel være:

- GPS-trackere
- Nøglefinder
- Automatisk lystænding
- Telefoner med store og færre knapper

Kigger man på de lavteknologiske løsninger er det eksempelvis:

- Farvede toiletbrætter

- Glaslåger i køkkenskabene
- Kalendere med spiral-ygge

For begge områder gælder det, at markedet er stort, og der findes et hjælpemiddel for nært sagt ethvert behov. Kun fantasien sætter grænser. Langt de fleste hjælpemidler er nemlig udviklet med henblik på at gavne en bredere befolkningsgruppe og *ikke* specielt til mennesker med demens. Som pårørende til mennesker med demens er det et godt råd at orientere sig på relevante hjemmesider, tage kontakt til det lokale aktivitetscenter for mennesker med demens eller kommunens demenskonsulent.

Kilder:
Se artiklen fra Nationalt Videncenter for Demens
http://www.videnscenterfordemens.dk/statistik/
Hvis du vil læse mere om den nuværende forskning i en kur mod demens kan du gå til https://tinyurl.com/y4lewpy7

Pårørende til demensramte mennesker føler ofte, at det bliver sværere og sværere at kommunikere med den sygdomsramte i takt med, at de bliver en skygge af dem selv. Her ser vi på, hvad en god samtale er, og hvordan du bedst kan etablere den.

Nedenfor nævnes de vigtigste måder at kommunikere på for at bevare en meningsfuld og værdig kontakt med det berørte menneske. Der vil være dage, hvor dette er nemmere end andre, og dage hvor det synes umuligt. Det centrale er at huske, at det at leve med demens, ikke er enden på et liv med håb, værdighed, og initiativ.

Men man skal naturligvis ikke lukke øjnene for den kendsgerning, at demens med tiden bliver værre. Det demensramte menneske vil gradvis have sværere ved at at forstå andre og ved at udtrykke sig selv. Derfor er det godt, hvis man så tidligt som muligt etablerer en samtale-"form," som mennesket er fortrolig med.

Klar og nærværende kommunikation
En god samtaleform er baseret på 10 vigtige faktorer:

* **Undgå distraktioner.** Find et sted og et tidspunkt hvor I kan tale sammmen uden at blive forstyrret. Det muliggør, at den mentale energi kan fokuseres på samtalen.
* **Tal tydeligt og naturligt med en varm og rolig stemme.** Undgå "baby-snak" eller andre "nedladende" måder at udtrykke dig på.
* **Henvis altid til andre mennesker ved brug af deres navne.** Undgå brugen af "han/hun," "ham/hende," og "de/dem," når samtalen drejer sig om andre. Det er forvirrende. Brug menneskernes navne. Navne er også vigtige, når I hilser på hinanden, fx. "Hej mormor; det er mig, Jørgen," er langt bedre end "Hej mormor, det er mig."
* **Tal om kun én ting ad gangen.** Mennesker med demens er ofte ikke i stand til at tale om flere ting på én gang. De bliver blandet sammen, og det er forvirrende.

Godt med kropssprog og fysisk kontakt

- **Brug ikke-verbale signaler.** Øjenkontakt og smil hjælper til at "varme samtalen op" og gøre den lettere. Det får også den demensramte til at være mere afslappet. Det samme gør fysisk kontakt, som fx at holde hænder. At lytte til musik sammen har den samme effekt. Disse metoder er også en god forberedelse til den mulige fremtidige situation, at dette er den eneste måde mennesket kan kommunikere på.

- **Kopier den demensramtes kropssprog.** Man kan bygge bro og skabe tillid ved at kopiere de non-verbale ting, mennesket foretager. Hvis han/hun løfter øjenbryn, smiler, puster kinderne op, klappe i hænderne, o.l., gør det samme! Mennesket med demens er så helt klar over at kommunikationen virker.

- **Lyt aktivt.** Hvis noget af det, mennesket med demens siger, ikke giver mening, skal du sige det til vedkommende på en venlig og positiv måde. Vær også opmærksom på, at et menneske med demens ofte har en flydende grænse i det de fortæller og kommenterer. De blander ofte historier og tidsperioder sammen i et enkelt forløb. Hvis vi hæfter os ved forløbet af, hvad den demensramte fortæller og ser bort fra, hvad der er nutidigt og fra før i tiden, så styrkes selvtillid og kommunikation.

- **Undgå ordkløveri.** Samtalen vil ikke føre til ret meget eller vare ret længe, hvis man retter ethvert ukorrekt udsagn. Det er OK at lade visse fejltagelser og misforståelser passere.

- **Hav tålmodighed.** Giv den demensramte menneske ekstra tid til at bearbejde, hvad du siger. Giv mennesket god tid til at svare på de spørgsmål, du stiller. Undgå at blive frustreret.

- **Vær klar over, at der er gode dage og dårlige dage.** Selvom den generelle trend i udviklingen af demens er en gradvis forværring, har en demensramt menneske - ligesom alle andre, dig selv inklusive - gode dage og dårlige dage. Giv ikke op. Luk ikke døren for de positive oplevelser en demensramt menneske har ved at være sammen med familie og venner - *med eller uden samtale!*

Del dine erfaringer om samtaler med demensramte

Hvis du har erfaringer eller oplevelser - gode såvel som mindre gode - som du tror kan hjælpe andre i deres kommunikation med et demensramt familiemedlem, så send et par ord om det til info@guiden65.dk. Vores website bliver konstant opdateret, og det er en god kilde til inspiration.

Få yderligere ideer i artiklen om *Pårørende* ovenfor. Læs også om kommunikation med demensramte mennesker på websitet "A Place for Mom" på https://tinyurl.com/y32tccyd

En af de sværeste ting ved at få en demensdiagnose er følelsen af afmagt.

Det er hårdt ikke at kunne klare sig selv, og det kan være en stor udfordring at lære at klare sig selv med demens. Demenssygdomme påvirker ens selvstændighed og livskvalitet.

Nedenunder har vi samlet nogle råd og produktideer, som kan forbedre din livskvalitet på trods af demens.

Huskesystemer

En af de helt store problemer i forbindelse med en demenssygdom, er udfordringer med at huske. Det kan være alt fra navnet på en ting i dit hjem, navne på mennesker, du har kendt hele dit liv, eller hvor du har lagt fjernbetjeningen. Huskesystemer kan være en hjælp til at løse nogle af de udfordringer, du møder, hvis du har demens.

Huskesystemer kan være mange ting. Det kan være gule post-its rundt omkring i hjemmet, indkøbslister, sedler over de ting, der skal gøres eller noget helt fjerde.

Fælles for alle huskesystemer er naturligvis, at de skal hjælpe dig med at huske.

Det betyder, at mennesker med demens har mere brug for hjælp til at huske end mennesker, som ikke har en demenssygdom. Derfor kan huskesystemer gøre dig mere selvhjulpen og selvstændig i længere tid ad gangen.

"Der er ikke nogen sikker skillelinje mellem almindelig glemsomhed og hukommelsesbesvær ved demens." - Nationalt Videnscenter for Demens

Hvis du får en demenssygdom, er det en god ide at introducere forskellige huskesystemer i din hverdag, også selvom du måske ikke har brug for dem endnu. Grunden til det er, at jo længere tid du har brugt huskesystemer som en del af din hverdag, des længere tid vil vanen holde ved når sygdommen bliver mere fremskreden.

Elektroniske kalendere

Elektroniske kalendere er en anden ting, der kan hjælpe dig med at huske, når hukommelsen fejler. Du kan også kalde en elektronisk kalender for et huskesystem.

Teknologierne kan fx bestå af elektroniske ure eller kalendere, der holder styr på dage og aftaler.

Mange elektroniske kalendere, der er rettet mod mennesker med demens, kan meget mere end en almindelig kalender. For eksempel vise billeder fra oplevelser og fortælle om opgaver i dagligdagen. Det kan være støvsugning, eller at der kommer gæster forbi til kaffe. Ofte vil elektroniske kalendere også have en alarm, der fortæller, hvornår du skal gøre noget bestemt.

Det er med andre ord ikke bare en kalender, du selv skal holde øje med, men et værktøj, der hjælper dig med at huske, hvad du skal nå i hverdagen.

Medicinsk behandling af demens

Medicin kan være en god måde, at holde en demenssygdom nede, så du kan klare dig selv i længere tid uden at være afhængig af andre. Der findes flere slags medicin, men ikke alle demenssygdomme kan behandles med dem.

Læs mere herom i Afsnit 4, s. 101 og 102.

Medicindispenser og medicinhusker

Elektroniske kalendere kan, ligesom medicindispensere og medicinhuskere, også kaldes huskesystemer. De kan hjælpe dig med at få den rigtige mængde medicin på de rigtige tidspunkter af dagen. På den måde kan den sørge for, du får den behandling, du skal have.

Der findes flere slags medicindispensere, og de kan forskellige ting. Hvilke funktioner du har brug for, afhænger blandt andet af hvor fremskeden demenssygdommen er, om du bor alene og om du får hjælp fra plejere. Derfor er det en god ide at undersøge markedet og se hvilke ting, du har brug for, før du køber en dispenser selv.

Hold kontakten

Det kan være svært at holde kontakten med andre, når du får demens. Det er dog vigtigt, du ikke isolerer dig, selvom kommunikation kan være udfordrende på grund af tanker og bekymringer hos både dig og dine pårørende. Det er vigtigt, du har et godt socialt liv. Hvis du ikke snakker med mennesker omkring dig, kan det betyde, at du kommer til at føle dig ensom og så daler din livskvalitet.

Hvis du vil holde dig i gang, så sørg for at holde kontakten.

Der er mange måder at holde kontakten på. Det kan være at få besøg, gå en tur med en bekendt, eller få/lave et telefonopkald. I de senere år er der kommet flere og flere muligheder for at holde kontakten til omverdenen. For eksempel er der løsninger, der er en del af din mobiltelefon. De er designet til at være nemme at bruge og kræver ikke meget tilvænning.

Derudover findes der også app-løsninger, der minder dig om at ringe til mennesker omkring dig.

Bo demensvenligt

Det fleste af os vil gerne klare os selvstændigt så lang tid som muligt og helst i vores eget hjem. For at det kan lade sig gøre, kan det være en ide, at lave nogle ændringer i din indretning derhjemme. For mange muligheder kan være med til at stresse dig. Vi har skrevet to artikler om hvad det vil sige at bo demensvenligt, og hvorfor det er vigtigt at gøre sig tanker om.

Se artiklen om *Demensvenlig bolig* i Afsnit 2, s. 26.

Tryghedsalarmer

Det anslås (Sundheds- og Ældreministeriet) at halvdelen af alle, der har en demenssygdom på et givent tidspunkt, forsvinder midlertidigt. Forskellige typer af teknologier i form af alarm- og pejlesystemer kan være med til at forebygge denne problematik.

Tryghedsalarmer og faldalarmer kan være med til at give dig og dine pårørende en tryghed, både når du er hjemme og ude af huset. Alarmerne kan holde øje med, hvordan du bevæger dig. Så hvis der skulle ske dig noget, kan alarmen selv påkalde hjælp.

Se referencerne nedenunder, hvis du vil læse mere om relevante produkter.

Referencer:
Medicindispensere: guiden65.dk/produkt-kategori/dagligdag/
Produktkategorier på GUIDEN65: https://tinyurl.com/y4due4hm
Tryghedsalarmer: GUIDEN65: https://tinyurl.com/y222shwl

#

Kilder
Karger International: www.karger.com/Article/Pdf/333812
Nationalt Videncenter for Demens: https://tinyurl.com/yypwq3kt
Sundheds- og Ældreministeriet: Statusrapport på Demensområdet: https://tinyurl.com/y6a7anmq
Sundheds- og Ældreministeriet, Plan 2025: https://tinyurl.com/y3nqwnxt
Bogen: *Livet skal Leves, Også Med Demens*: demensliv.dk/udgivelser-og-foredrag v. Pia Brændstrup, Jens Hansen, og Maria Tønnersen

Afsnit 3
Livsstil emner

Indhold

Vi har alle en vis risiko for demens. Demens er en alvorlig (og uhelbredelig) sygdom i alle dens former. Vi skal derfor gøre, hvad vi kan, for at mindske vores risiko for at få denne sygdom.
Læs her om de faktorer, vi kan kontrollere.

Risiko og afhjælpning

Der er en lang række tiltag, vi kan foretage, som vil reducere risikoen for demens. De er sammenfattet nedenfor i 12 faktorer. De første ni er de velkendte (Lancet Kommissionen, 2017). Tre 'nye' blev tilføjet i 2020. Tilsammen udgør disse tolv faktorer ca. 40% af årsagerne til alle verdens demenstilfælde.

De ni oprindelige risikogrupper er:
Lav uddannelse
Hørenedsættelse
Overvægt
Rygning
Depression
Social isolering
Manglende fysisk aktivitet
Diabetes
Højt blodtryk.

De tre nye er:
Hjernerystelser/beskadigelser
Overdrevet forbrug af alkohol
Luftforurening.

NB: Interessant nok har Lancet ikke **søvn** med som risikofaktor (og ikke nogen forklaring på, hvorfor). Meget forskning tyder på, at voksne mennesker skal have 7-8 timers søvn i gennemsnit for at bevare en sund krop og velfungerende kognitive funktioner. Kronisk søvnunderskud nævnes af mange forskere, som én af de vigtigste faktorer for god hjernefunktion og udskydelse af demens.

Hvad skal vi gøre?

Den gode nyhed er, at vi kan gøre noget ved dem allesammen - og sikkert allerede gør noget ved nogle af dem, men sjældent dem alle. Og det skal påpeges, at risikoen stiger, hvis vi ignorerer flere af faktorerne samtidig.

Jovist, det kræver en vis disciplin at ændre sin livsstil, men der er ikke nogen af dem, vi *ikke* kan gøre noget ved. Forurening er ikke så indlysende, men vi kan altid finde måder til at begrænse vores ophold i røg- og støvfyldt atmosfære, om ikke andet, så ved tidsmæssig begrænsning.

Hvornår skal jeg starte?

Det kan ikke siges hyppigt nok:

Start så tidligt i livet som muligt med disse faktorer. Det vil sige: *Uanset* om du er ung (under 45), midaldrende (45-65), eller ældre (over 65) er det NU du skal starte -. . . ikke om en uge eller en måned, eller et par år . . . eller når du en dag får tid.

Det er aldrig for sent, og alternativet er alt for alvorligt til at udskyde det.

Kilde:
The Lancet 2020 -https://tinyurl.com/y6lyld37
PS: The Lancet er et af de førende lægevidenskabelige fagblade i verden. Lancet Kommissionen består af 28 forskere fra hele verden. Den udgiver rapporter om alle væsentlige sundhedsforhold.

Normalt tænker vi på vores generelle sundhed og velvære, når vi taler om sund kost. Men ny forskning viser, at vi bør være opmærksomme på vigtigheden af kost og demens.

Listen er af gode råd er lang. Men hvad ved vi egentlig om, hvad der er godt for hjernens sundhed og funktion? En af de mest anbefalede kostplaner er Middelhavs kostplanen. Den indeholder de kostgrupper, som er beskrevet nedenfor. De kaldes ofte "smart kost," og de bør indgå i enhvers kostplan, hvis man vil øge chancen for at udskyde eller forhindre demens og Alzheimer's.

De top-3 vigtigste råd:

1. En sund hjerne starter med morgenmaden
Studier har fastslået, at morgenmad forbedrer kort-tidshukommelse og opmærksomhed. Studerende, som spiser morgenmad hver dag, scorer bedre på tests end de, som ikke gør. Spring den ikke over, selv ikke når man er sen på den. Sund morgenmad inkluderer fuldkornsprodukter (med højt fiberindhold) mejeriprodukter (med calcium), og frugt/appelsinjuice (med C-vitamin).

Men spis ikke *for* meget. Man har fundet, at morgenmad med et højt kalorieindhold hindrer koncentrationsevnen. Mænd skal have 30 g fiber per dag; kvinder ca 20 g.

Men husk: Dobbelt så meget er ikke dobbelt så godt.

2. Fisk er rigtig hjerneføde
Fisk, især fede fisk som laks, ørred, tun, makrel, og sardiner indeholder - udover værdifulde proteiner - omega-3 fedtsyrer og DHA som vides at være helt essentielle for hjernens sundhed. En kost, som inkluderer fede fisk to gange om ugen, er sat i forbindelse med lavere risiko for Alzheimer's, demens og en general aftagende hjernefunktion.

Det menes også, at omega-3 holdig kost øger hukommelsesevnen. Af alle de her nævnte kostgrupper, er fede fisk den vigtigste.

Brug krydderier i stedt for salt til at give fiskeretten ekstra smag. Gurkemeje vides at beskytte mod Alzheimer's.

3. Blåbær er en superstar i kostgrupperne

Utallige dyreforsøg har vist, at blåbær beskytter hjernen mod skader forvoldt af frie radikaler. Polyfenoler beskytter imod/forhindrer inflammation og mindsker beskadigelser af vores DNA. De giver en positiv effekt på alders-betingede lidelser som Alzheimer's og demens. Forsøg har vist, at rotter, som får blåbær, har en kognitiv funktion svarende til meget yngre rotter. Andre studier viser tillige at blåbær er vigtige for indlæring og for muskelfunktioner.

Spis dem rå - i yogurt eller salater. Bagning reducerer polyfenol-indholdet!

Tre andre vigtige råd:

4. Gør avocados og fuldkorn til en fast del af kosten

Alle vores organer er afhængige af en rigelig blodtilstrømning, men det er især vigtigt for hjertet og hjernens funktion. En kost, som indeholder rigelige mængder frugter, så som avocados, sænker det skadelige L-kolesterol i blodet.

L-kolesterol er ansvarlig for opbygning af plak og den deraf følgende nedsatte blodgennemstrømning. Og det er årsagen til hjertesygdomme og, på sigt, til demens. Avocados er en velsmagende og nem måde at holder hjernecellerne i orden. De indeholder ganske vist fedtstoffer, men det er de gode mono-umættede fedtsyrer, som fremmer blodgennemstrømningen. Brug modne avocados som erstatning for smør på brødet. Vær forberedt på en positiv overraskelse.

Spis rigeligt med fuldkornsprodukter. Der er vigtige B6 og B12 vitaminer i fuldkorn, som hjernen har brug for. Fuldkorn beskytter også mod cancer og diabetes.

Men stop ikke ved fuldkornsprodukter. Quinoa og couscous er gode erstatninger for ris.

5. En daglig dosis af chokolade og nødder

Det vil glæde alle slikmunde at høre, at *mørk* chokolade (min. 70% cacao) har en kraftig antioxiderende virkning. Antioxiderende stoffer forhindrer den skadelige virkning af frie radikaler i kroppen og hjernen. Chokolade indeholder også stimulerende kaffein.

Nødder og frø er gode kilder af vitamin E, som også har antioxiderende virkning. Forskningen viser, at disse grupper beskytter mod nedsat kognitive funktioner og demens. Spis rigelig med mandler, valnødder, cashews, pekan-nødder, flaksfrø, og pistachios. De er alle en perfekte som en snack om formiddagen eller eftermiddagen.
Nyd ca. 30 g af nødder og *mørk* chokolade om dagen. Man får alle fordelene uden for mange kalorier, fedt, og sukker.

6. Glem ikke at drikke - vand

Vi tænker ofte slet ikke over, at vand er en af de vigtigste ingredienser for et sundt liv. Faktisk kan vigtigheden af vand for både den legemlige sundhed og for hjernes funktioner ikke fremhæves nok. De fleste ved, at man kan overleve uden kost i længere tid, så længe man får vand.

Vand er kritisk for alle kroppens biologiske funktioner og uvurderlig for hjernens funktion. Vand "smører" leddene, og hjælper med til at regulere kropstemperaturen - og det er godt for humør og velbefindende.

Tommelfingerreglen er: Hvis man er tørstig, har man allerede vandmangel!

Kroppen mister vand hele tiden, også når man ikke sveder. Det sker ved vejrtrækningen. Vi indånder relativ tør luft, og udånder fugtig luft ved hver vejrtrækning. Også i koldt vejr! Hvis vi motionerer eller opholder os i tørt klima, er behovet for vand endnu større.

Undervurder det ikke; drik 6-8 glas om dagen. Det lyder af meget, men det er vigtigt. Hvis man har behov for smag i vandet, kan man bruge en skive citron - eller prøv med en skive agurk. Kaffe og alkohol er eksempler på drikke, som øger væsketabet i kroppen, så nyd begge med forsigtighed.

I forbindelse med vand og væskebalance, læs artiklen *Dehydrering - eller var det demens?* Afsnit 3, s. 76, og undgå en alvorlig forskrækkelse!

MIDDELHAVSDIÆTEN

Middelhavs-kostplanen er 'in', men ingen taler om *demens og Middelhavskostplanen* på samme tid. Det er der ellers god grund til. Der er en stigende dokumentation for, at de to emner hører sammen.

Middelhavs-kosten indeholder alle de ingredienser, vi nu med stor sikkerhed ved, er af betydning for vores generelle sundhed, hjerte/kar funktioner, og så videre. Men forskningen bringer en stadig strøm af artikler, som viser at disse ingredienser er vigtige for hukommelse og nedsatte hjernefunktioner som demens og Alzheimer's

Her er en hurtig oversigt over, hvad Middelhavs-kostplanen indeholder, og hvad man skal holde sig fra i størst mulig udstrækning.

Så ganske kort . . . **Middelhavs-kostplanen** er baseret på følgende kostgrupper:

* grøntsager, frugt, bælgfrugter, og fuldkorn
* sunde fedtstoffer, så som nødder, frø, og oliven olie
* moderate mængder af mejeriprodukter og fisk
* meget lidt hvidt og rødt kød
* få æg
* gurkemeje (en superstar blandt krydderier når det kommer til hjerne sundhed)
* rødvin i begrænset mængde
* rigelig med vand

Og husk, at trangen til søde sager kan blive tilfredsstillet med mørk chokolade - i stedet for desserter!

Mellem-måltider

Mellemmåltiderne er ofte dér, man "forfalder" til søde sager, til tomme kalorier, m.v., så det er værd at lægge mærke til, hvad Middelhavs-kosten foreslår som sunde alternativer:

* små portioner nødder
* hele, friske frugter (appelsiner, blommer, druer)
* tørrede frugter (abrikoser, figner)

- små portioner yogurt
- hummus med selleri, gulerødder, andre grøntsager
- modne avocados på fuldkornsbrød

Hvad skal man undgå

Der er naturligvis kostgrupper, man skal begrænse eller helt undgå for at sikre, at fordelene opnået ved Middelhavs-kostplanen ikke forsvinder. Det anbefales at undgå:

- forarbejdede kornprodukter (hvedebrød, hvid pasta, pizzabrød baseret på hvedemel)
- raffinerede olier, inkl. rapsolie og soyabønne olie
- mad med tilsat sukker (især bageriprodukter, slik, sodavand)
- forarbejdede kødprodukter, inkl. deli mad, pølser/hot dogs
- forarbejdede/færdiglavede grydeklare middage

To kommentarer til slut:

- Der er mange andre gode kostplaner, men de færreste er bakket op af forskningresultater vedrørende de ingredienser, som karakteriserer produkterne i Middlehavs-kostplanen.
- Mange tror, man skal spise som en kanin for at være sund. Middlehavs-kostplanen er mættende, velsmagende, og - hvad der er vigtigt for mange - meget varieret. Med mindre man er fanatisk tilhænger af rødt kød, er Middelhavs-kostplanen meget anbefalelsesværdig. Også for familier med små eller større børn.

Gør det til en livsstil!

Velbekomme!

For de nysgerrige

For yderligere oplysninger om forskning i ingredienser i Middelhavs-kostplanen henvises til:

Aging Cells - https://tinyurl.com/yywd86mm
og
Medical NewsToday - https://tinyurl.com/y3fvz7n7

Demens og olivenolie? "Nej, nu jeg ved jeg snart ikke, hvad jeg skal tro."

Det er reaktionen fra mange, når de hører om en sammenhæng mellem demens og olivenolie. Vi tænker altid på lavt kolesterol-indhold og beskyttelse imod hjertesygdomme, når vi tænker på olivenolie.

Her ser vi på, om det er fakta eller fiktion?

Generelt

Ny forskning viser, at olivenolie kan være vejen til forebyggelsen af demens og Alzheimer's. Olivenolie er mange ting - eller rettere: kommer i mange kvaliteter (se Note 1, nedenunder). I denne artikel henviser v til "extra virgin olive oil" som "EVOO."

EVOO har et højt indhold af mono-umættede fedtsyrer. Det er dem, der beskytter mod hjertesygdomme. Men EVOO har *også* et højt indhold af polyfenoler, som er potente antioxidanter.

Antioxidanter har en stor indflydelse på vores kognitive evner (hukommelse og fokus) og kan beskytte vores hjerneceller imod skadelige stoffer.

Det gælder i hvert fald for mus. Mus er naturligvis ikke mennesker, men fordi det i mange årtier har vist sig at være en god "model" for mennesker, så er det er dér, videnskaben starter. Og positive resultater i museforsøg efterfølges altid af human-forsøg.
Så det er værd at lægge mærke til resultaterne fra forsøg i 2012 og helt nye forøg.

Forskningsresultater

Disse forsøg viste, at indlæring og hukommelse (evnen til at *gentage* indlærte færdigheder) blev forbedret, når mus spiste kost med EVOO. De viste også tegn på, at EVOO kunne standse den negative effekt af aldring og forringelse af kognitive evner. Disse forsøg er så meget desto mere interessante, fordi musene på forhånd var genetisk ændrede, sådedes at de havde de tre vigtigste karakteristika af Alzheimer's: hukommelsestab, opbygning af beta amyloid (se Note 2, nedenunder), og tau protein (se Note 3, nedenunder).

Forskerne har konkluderet, at det er to årsager til denne forbedring:

Først og fremmest bevares sunde "synapser" (mellemrummene mellem hjernecellerne), som styrer kommunikationen af impulser fra den ene celle til den næste. Den anden årsag er, at nedbrydningen af hjerneceller stoppes, og at de toksiske affaldsprodukter mellem cellerne fjernes. Det samlede resultat er sunde synapser og deraf følgende god, hurtig, og bestandig kommunikation mellem hjernecellerne - det vil sige gode kognitive evner.

Så, ja! Det ser bestemt ud til at være fakta og ikke fiktion.

Fremtiden

Ledende forskere mener, at disse to effekter er afgørende for udskydelsen af og muligvis en beskyttelse imod starten på demens og Alzheimers. Næste skridt er, at forskerne vil se på, om EVOO vil kunne *reducere* demens/Alzheimer's *efter* man har fået sygdommen.

Det sidste er vigtigt, fordi ramte mennesker først kommer i behandling, når demens-tilstanden *er* startet eller er fremskreden. Derfor vil muligheden for at reducere tilstandene være et stort skridt på vejen til en behandling af demens/Alzheimer's.

Olivenolie ser ud til at være en lovende forsikring imod forringelsen af vores hjernefunktioner, mens vi når op i årene.

Indtil da . . .

I mellemtiden er det meget anbefalelsesværdig at inkludere Middelhavs-kostplanen i sin levestil. Den er rig på olivenolie. Desuden skal det anbefales, at, hvis man har valgt, altid køber *extra virgin olivenolie*. Det er under alle omstændigheder godt for vores *generelle sundhed,* men det ser også ud til at være en lovende forsikring imod forringelsen af vores hjernefunktioner, mens vi når op i årene.

NOTER

Note 1: Der er tre kvalitetsgrupper af olivenolie:
    (a) "extra virgin," som er den første afpresning af olien;
    (b) "virgin," som er den anden, kraftigere afpresning; og

(c) almindelig olivenolie, som er ekstraheret med opløsningsmidler efter de to første afpresninger (opløsningsmidlerne fjernes naturligvis bagefter).

Note2: Amyloid danner "plak" (ligesom vi kender det fra tænderne) imellem hjernecellerne og forhindre cellernes kommunikation, som er forudsætningen for al hjerneaktivitet.

Note 3: Tau protein hjælper med transporten af næring til hjernen. Men i patienter med Alzheimer's bliver dette protein fanget og ophobet inde i nervecellerne, som dør, fordi de ikke længere kan få den nødvendige næring.

Kilder:
For de, som gerne vil vide mere, er der detaljer at hente i
Aging Cells - https://tinyurl.com/yywd86mm
og
Medical NewsToday - https://tinyurl.com/y3fvz7n7

Homo sapiens har over et par millioner år udviklet sig til at være i bevægelse.

Men tilværelsen idag er et liv med mindre motion. Meget mindre. Da det har vist sig, at motion er er vigtig for at opnå og bevare en "yngre" hjerne, betyder det, at prisen for vor tids livsstil er foruroligende høj.

Der har ikke været ret mange studier, som viser, *hvorfor* hjernen fungerer bedre, når vi motionerer. Det er først fornyligt, at teknologien er god nok til, at vi kan studere "mekanismerne."

I en fascinerende artikel forklarer en psykologi professor fra Northeastern University i Boston, hvad der står på spil. Han har brugt årtier på at studere motion og hjernefunktioner, så som fokus, hukommelse, og visuel orientering. Nedenfor gengives de vigtigste konklusioner fra hans artikel.

Hvad er mekanismerne?

Hjerneceller (neuronerne) kommunikerer ved elektriske impulser. Når de arbejder *synkront*, er det ligesom tilskuerne til en fodboldkamp, som jubler samtidig, når der scores. Disse synkrone pulseringer er, hvad vi kalder hjernebølger.

Lav-frekvente hjernebølger (få bølger per sekund) er karakteristiske for banale, rutinemæssige aktiviteter som tandbørstning, bilkørsel, og søvn. Høj-frekvente bølger (mange bølger per sekund), de såkaldte beta-bølger, er aktive, når vi er vågne og mentalt engageret i aktiviteter, som inkluderer hukommelse, fokus, og behandling af informationer.

Hjernebølgerne er mere aktive når vi dyrker motion, formentlig mere end på noget andet tidspunkt.

Hvad sker der, når vi motionerer?

Vi kender det allesammen: Ved aerobisk motion stiger vores hjerteslag, og vejrtrækningen bliver hurtigere. Lungerne forsyner blodet med mere ilt. Og ligesom musklerne, så optager hjernen mere glucose og andre kulhydrater. Men i lang tid var man ikke klar over, hvad hjernen brugte al den energi til.

Men nu ved man, at hjernen opbygger *flere* neurotransmittere, dvs flere hjernecelle-forbindelser . . . og det er denne *fornyelse* af hjernen, som er så vigtig et resultat af motion.

Under motionen skifter vore hjernebølgernes frekvens og størrelse. Vi har flere beta-bølger - dvs, vi er mere "på tæerne," mere modtagelige for indkommende information, især visuelt stimulerede information. Dette er vigtigt for at kunne zoome ind på ting i omgivelserne, som kan være kritiske for os - ligesom i fortiden, da man enten var enten "jæger" eller "bytte" - og filtrere de informationer fra, som ikke er vigtige.

Bliver man så yngre?

Ja, det ser det faktisk ud til!

For det første viser studier, at motion øger produktionen af vækst-fremmere, som ernærer nye neuroner og hjælper eksisterende celler til at overleve. Nye celler har behov for mere næring, og motion er en måde at forsyne dem med, hvad de har behov for. For det andet foregår der en vækst i de blodkar, som transporterer næringen.

Disse ændringer kommer efter nogle uger med motion, men virkningen varer i lang tid. Det gode er, at ændringerne sker i de regioner af hjernen, som er ansvarlige for kognitive funktioner (hippocampus). Med andre ord, man får en "yngre" hjerne med hensyn til hukommelse, koncentration, multi-tasking, og behandling af sanseindtryk.

Det er også fastslået, at den grå hjernemasse vokser, når man motionerer - og det er tilmed i de regioner, som rummer evnerne til koncentration og problem-løsningsevner (generel IQ).

Alt i alt peger disse karakteristika på en hjerne, som neurologer sammenligner med "unge hjerner."

Er motion den magiske løsning?

Selvom vi ikke skal forvente en højere IQ ved blot at motionere, er der al mulig grund til at inkludere selv moderat motion i éns livsstil.

Vores sundhed, og i høj grad vores mentale sundhed, afhænger af, om vi motionerer eller ej. Det er almindelig anerkendt nu, at mange af vores fysiske sundhedsproblemer kan løses med motion i stedet for medicin.

Og hvis det med motion ikke lyder så tiltrækkende, så skal vi ikke glemme, at motion ikke behøver at være på et løbebånd.

Hvis årene med aktiv sport er forbi, er det godt at huske, at sex rangerer på niveau med en 3 km, rask gåtur!

Kilder:
North Eastern University, Pennsylvania: https://tinyurl.com/y3bd7kqo
Journal of Neuroscience: http://www.jneurosci.org/content/36/8/2449

Motion har været i søgelyset i mange år, da det anses for en af de allervigtigste livsstilfaktorer for et godt helbred. Desuden er der i stigende omfang bevis for, at motion også er vigtig for *hjernens* sundhed.

Vi har derfor sat fokus på dette emne i fire artikler i dette afsnit, dels fordi det er så vigtigt, og dels fordi det er en livsstilfaktor, som vi helt kan kontrollere selv - også *hvor* fysiske forhindringer synes at stå i vejen.

En sund livsstil, alt fra ikke-rygning og begrænset forbrug af alkohol til sund kost og vægtkontrol, er vigtig for forebyggelse, udsættelse, og formindskelse af effekten af demens.

Verdenssundhedsorganisationen WHO har gjort det helt klart, at motion er en af de allervigtigste livsstilfaktorer. Hvorfor motion er så godt, og hvad den enkelte kan gøre for at forbedre deres situation er forklaret nedenfor.

Indledningsvis skal det nævnes, at WHO skønner at borgere bruger milliarder af kroner om året på populære motionsapps. Det er der desværre ikke meget der tyder på, at de hukommelsesapps, som mange mennesker køber i håbet om en hurtig og nem forbedring af hukommelsen, er vejen frem.

WHO understreger, det er meget bedre at bruge sin tid på motion. Det betyder *ikke*, man skal droppe hjernegymnastik-øvelser som kryds-og-tværs, Sudoku, og lignende 'spil.'

De er nyttige - og er god underholdning.

Forskningsbaserede anbefalinger

Motion er vigtig for det fysiske velvære men har også en positiv effektiv på hukommelsesproblemer.

WHO siger, man skal dyrke 150 minutters *moderat, fysisk* aktivitet per uge, inklusiv **styrketræning** (vægte, mv). Det svarer til en halv time, 5 dage om ugen (eller 35-40 minutter 4 gange om ugen).

Blandt de aktiviteter, som har en klar, positiv *forbindelse* til forbedret hukommelse, nævnes aerobiske aktiviteter som cykling, rask gang, jogging, og svømning, samt tai chi. Der er med andre ord ikke tale om atletiske træningprogrammer, som kun de færreste kan præstere.

Hvorfor er motion så godt for hjernen?

Al motion er godt, fordi det stimulerer blodgennemstrømningen i hjernen. Det reducerer sandsynligheden for, at man får det, man kalder vaskulær demens — en almindelig form for demens.

Fysisk aktivitet stimulerer også dannelsen af *nye* blodkar i hjernen, hvilket også bidrager til bedre blodgennemstrømning; og øget blodgennemstrømning er vigtig for fjernelsen af skadelige stofskifteprodukter, som hober sig op.

Motion reducerer tillige risikoen for for højt blodtryk og Type 2 diabetes. Hvis man allerede har det, kan motion hjælpe til at reducere alvorligheden deraf. Begge disse lidelser er forbundet med demens.

Endelig kan motion både forebygge og afhjælpe depressioner, og hjælpe til bedre at opnå bedre søvn. Begge dele er også risikofaktorer for demens.

Et sjældent langtidsstudie om demens og motion blev offentliggjort i 2017. Det startede i 1985 og omfattede over 3.200 voksne i alderen 18 til 30 år. Da det sluttede, var forsøgspersonerne midt i 50-erne.

Undersøgelsen viste, at mennesker, som ser TV i mere end 3 timer om dagen *eller* undlod regelmæssig, moderat motion, havde nedsat mental funktion og langsommere hjerneaktivitet senere hen i livet.

Det er værd at skrive sig bag øret . . . Eller endnu bedre: Lave om på!

Motion er en genvej til et socialt liv

Et andet vigtigt aspekt af motion er, at mennesker, som er fysisk aktive, normalt har flere *sociale aktiviteter*, som   kræver mentalt engagement. Det kan være alt fra en jogging klub og voksenfodbold til basketball pickup, selskabsdans, og doubles tennis og "pickle ball." Aktiviteter med intellektuel stimulering, så som en bogklub, bridge, eller et debatforum, er også vigtige.

Tilsammen er disse sociale aktiviteter med til at gøre os mentalt aktive og friske. Og det opnår man ikke ved at sidde foran sit TV eller være lænket til sin smartphone.

Og som altid . . .

Husk, selvom det er bedst at starte, inden man ser de første tegn på demens, er det _aldrig_ for sent at begynde.

Start NU! Gør motion til en del af din daglige rutine.

Kilder:

For de særligt interesserede, læs her om motion og kognitiv funktion: https://tinyurl.com/y363cvmr **(JAMA artikel I Psychiatry, 2017).**

Denne artikel er også baseret på materiale fra Mount Sinai School of Medicine i New York, V.A. Boston Healthcare System, Boston University's School of Public Health, og Harvard T.H. Chan School of Public Health

Du ved, at motion og bevægelse er godt for dit helbred, men måske føler du ikke, at du har tid eller overskud til at engagere dig i foreningsliv eller tænke holdsport og fastlagte træningstider ind i hverdagen.

Fortvivl ikke! Det gode ved bevægelse og motion er nemlig, at det hverken behøver være tidskrævende eller omstændigt.

Fysisk aktivitet i hverdagen kan være lidt af en tidsrøver, men sådan behøver det ikke være. Det handler bare om at begynde at tænke det ind i din hverdag og lade det blive en naturlig del af dine daglige gøremål. Du bevæger dig jo allerede i løbet af dagen, og ofte skal der kun små reguleringer til for at optimere motionen og styrke kroppen.

Her får du 5 ideer til, hvordan du kan tænke motion og bevægelse ind i hverdagens aktiviteter:

1. Tag trappen

Tag trappen hver gang, der er mulighed for det. For eksempel i storcenteret, når du skal på gaveindkøb i både legetøjsafdelingen på første sal og i supermarkedet i kælderetagen. Eller hvis du bor i etageejendom, kan du tage trapperne op. Hvis du bor på fjerde sal, kan du started med. Og det behøver ikke gå hurtigt. Trappegang er rigtig godt for benmusklerne.

2. Stå af bussen et stoppested før

Du tager bussen hjem fra byen, fordi der er for langt at gå. Det skal du selvfølgelig blive ved med, men hvad med at stå af ved et stoppested tidligere end du plejer? Det kan være lige dét, der gør, at du får pulsen op den dag, og det er sundt for hjertet og kredsløbet!

3. Sæt tempo på rengøring og havearbejde

Foråret banker på døren, og for mange betyder det, at hjemmet skal gøres hovedrent, og haven skal plejes efter vinteren. Når gulvene skal skrubbes, vinduerne skal pudses og blomsterbedene skal hakkes og rives, så giv den godt med gas. Det giver sved på panden og styrker dine muskler.

Alle årstider sine egne aktivitetsmuligheder, så udnyt dem!

4. Aktiv TV-tid

De fleste læner sig godt og behageligt tilbage i sofaen, når de ser tv. Men har du overvejet, at TV-tiden kan foregå ved højere intensitet? Hvis du for eksempel har en motionscykel eller Nordic Track, som alligevel står og samler støv, så træk den hen foran fjernsynet. Det er højst tænkeligt, at dit yndlingsprogram kan fjerne fokuseringen på anstrengelserne ved at motionere.

5. Sæt musik på anlægget og dans

Sørg for at gøre plads i dit hjem til at du kan bevæge dig omkring. Sæt så din favorit-CD på anlægget - *og dans!* Hvis du har en partner, så hiv ham eller hende op af stolen til en svingom. Dans får både pulsen og humøret til at stige.

Rigtig god fornøjelse!

Hvis du har lyst til at vide lidt mere om, hvorfor fysisk aktivitet i hverdagen er vigtig, kan du læse artiklen: *Vær aktiv og undgå fald* på GUIDEN65's hjemmeside under *Råd og Viden - Faldguiden*.

Ville det ikke være fantastisk, hvis man havde en pille, som i stedet for motion kunne formindske eller forhindre demens i at udvikle sig? Der er noget, der tyder på, at *motion uden at motionere* rent faktisk er én vej til en bedre hjerne.

1. Motion er godt for helbredet

Der eksisterer allerede et betydeligt materiale, som viser, at motion er vigtigt for kroppen. Man ved også, at motion øger dannelsen af nye neuroner i hjernen og stimulerer indlæring og hukommelse i både yngre og ældre mennesker. Man taler ligefrem om en beskyttelse af hjernens funktioner mod den nedsættelse, som kommer med alderen.

Men man ved ikke ret meget om, hvad der sker på selve celle-niveauet i hjernen, når man motionerer. Det er det, den nyeste forskning vil finde svaret på.

Vi bringer her lidt viden fra University of California, San Francisco.

2. Motion har effekt på cellerne i hjernen

- Motion igangsætter dannelsen af en kaskade af stoffer i hjernen - stoffer vi ikke ved ret meget om. Disse stoffer reagerer med og igangsætter andre processer, som til slut har en effekt på, hvordan hjernen fungerer. Grunden til den manglende viden er blandt andet, at tidligere studier fokuserede på at overføre blod fra mus, som motionererede, til mus som ikke motionerede. Den sidste gruppe opnåede en bedre hjernefunktion, men det rejste spørgsmålet, om det var motionen eller "ungt" blod, som havde den positive virkning.

- I de nye undersøgelser motionerede unge og ældre mus i en periode på seks uger. Blodet fra begge grupper, blev derefter overført til en gruppe ikke-motionerende mus. Disse mus fik bedre hjernefunktion, uanset om de fik blod fra de unge eller de ældre motionerende mus. Det udelukker, at det er alderen, som spiller en rolle. Det er motionen!

- Med fornyet nysgerrighed, undersøgte forskerne derefter, hvad forskellen i blodet af de motionerende og ikke-motionerende mus, var. Her fandt man et stort antal proteiner, som ikke fandtes hos ikke-motionerende mus. Særlig interessant er et lille protein (kaldet GPLD1), som produceres i leveren - et organ man ikke tidligere har sat i forbindelse med hjernefunktion.

- Til slut brugte forskerne gensplejsning til at øge GPLD1 produktionen i leveren fra ældre, ikke-motionerende mus. Disse mus fungerede nu lige så godt som unge mus med hensyn til indlæring og hukommelse. De ældre mus producerede også mange flere nye neuroner. De fungerede med andre ord lige så godt som de mus, som motionerede.
- Opmuntret af dette, gennemførte man til sidst forsøg på ældre mænd og kvinder, og - en lang historie kort fortalt - resultatet var det samme! Motion øger GPLD1, når man motionerer, og GPLD1 er godt for hjernens funktioner.

3. Få motion uden at motionere

På baggrund af disse forsøg og på den kendsgerning at vi nu ved mere om, hvilke stoffer der virker på hjernes funktioner, og givet at vi nu også kan producere disse stoffer i laboratoriet, så er det nærliggende at sige, at nu kan man bare tage GPLD1 og bevare og forbedre indlæring og hukommelse - *uden at motionere*. Voila!

Og selv om dette sikkert er rigtigt, må vi ikke glemme de mange, vigtige fysiske fordele ved at motionere (se for eksempel de to specialartikler ovenfor).

Men for de mennesker, som af forskellige årsager *ikke* kan motionere - og dem er der jo mange af i den ældre aldersgruppe - så er disse resultater meget opmuntrende. Det er et emne, vi kommer til at høre mere om i fremtiden.

Kilde:

Denne artikel er baseret på materiale fra University of California, San Francisco og en rapport derfra offentliggjort i tidsskriftet Science (https://science.sciencemag.org/content/369/6500/167).

Du ved, at fysisk aktivitet er godt for kroppen og helbredet. Du har egentlig også tænkt på, at du gerne vil i gang med at motionere, men du ved ikke helt, hvor du skal begynde. Lyder det genkendeligt?

Læs videre og få gode råd til, hvordan du kan få en mere aktiv hverdag.

Generelt er der meget fokus på den sunde, aktive krop i vores samfund, og det er der gode grunde til. Regelmæssig motion og bevægelse er nemlig afgørende for, at du kan bevare et godt helbred og klare dig godt i dagligdagen — og så er det klart den bedste medicin mod faldforebyggelse!

Selvom vi tror på, at fysisk aktivitet i al almindelighed er godt, er det ikke altid nok til, at vi ændrer adfærd og begynder at motionere. Og det kan være svært at finde ud af, hvilken form for aktivitet blandt de utrolig mange, der findes, man skal vælge, og hvordan man skal komme i gang med den.

Det hjælper vi dig med her.

Det er så yndigt at følges ad

Ja, det er det nemlig, og det er også meget lettere at komme afsted til træning, når man er to eller flere. Når der står fysisk aktivitet på programmet, kan det være svært at komme op af sofaen. Og hvis du aflyser, går det jo ikke ud over andre end dig selv. Men hvis du har en træningsmakker, så er der én, der regner med dig, og så kan det være sværere at få sig selv at aflyse.

Spørg din ægtefælle, nabo, ven eller en bekendt, om I ikke skal begynde til en aktivitet sammen. Eller hvis du kender én, der allerede går til en aktivitet, du er interesseret i, så spørg om han eller hun ikke vil tage dig under armen næste gang. Omvendt, hvis det er dig, der allerede går til en aktivitet, så se om der ikke er nogen i din omgangskreds, der kunne have glæde af at komme med. Du vil sikkert gøre dem en tjeneste.

Salsa eller stavgang — find motion der passer til dig

Helt almindelige dagligdagsaktiviteter som havearbejde, støvsugning, trappegang og gå på indkøb tæller *også* som fysisk aktivitet.

Først og fremmest er det vigtigt, at du finder en motionsform, du kan lide. Hvis du ikke synes, det er sjovt at dyrke motion, bliver det en kamp at trække sig afsted. Og i værste fald ender det med, at du s et kke kommer afsted. Det ved vi allerede fra de mange brudte nytårsforsætter.

Tag dig god tid til at tænke over hvilken person du er, hvad du holder af i livet, og hvad der betyder noget for dig. Det behøver ikke være en dyb ransagelse, men brug dine overvejelser til at få en klar fornemmelse af om du et konkurrencemenneske? Om du bedst kan lide at opholde dig indendørs eller udendørs? Eller om du bedre kan lide at fordybe dig? Det behøver ikke være en dyb ransagelse, men brug dine overvejelser

Vælge din motionsform baseret herpå.

Få hjælp til at finde aktiviteter nær dig

Måske ved du allerede, hvilken aktivitet, du vil gå i gang med. Måske er du åben for at prøve alle sportsgrene, så længe det foregår sammen med andre i din aldersgruppe. Uanset hvad du er på udkig efter, når du vil i gang med at motionere, så er hjemmesiden "Bevæg dig for Livet" (se linket nedenfor) et godt sted at starte.

"Bevæg dig for Livet" er et projekt, der er startet af Nordea-fonden, TrygFonden, DIF og DGI, som ønsker at få mere bevægelse ind i danskernes liv. Målsætningen er, at Danmark skal være verdens mest aktive nation i 2025.

Hvis du går ind på deres hjemmeside, finder du et overb k over idrætsaktiviteter i hele Danmark. Her kan du via søgefunktionen vælge postnummer og by, sportsgren, aldersgruppe og køn. På den måde kan du finde frem til den aktivitet, der passer til lige netop dig. Når du klikker på de forskellige knappenålsmarkeringer på kortet, dukker foreningernes kontaktoplysninger op. Samtidig kan du se, om foreningerne tilbyder andre aktiviteter for din aldersgruppe og dit køn.

Sådan kommer du i gang med at træne selv

Hvis du gerne vil begynde at træne selv, er her nogle eksempler på redskaber, der gør det lettere for dig at komme i gang.

Apps

Der er udviklet mange apps til mobiltelefonen eller iPad'en, som hjælper dig i gang med selv at træne, og som giver dig mulighed for at træne med din hjemmehjælper.

Du kan også få skræddersyede træningsprogrammer, der passer til netop dine udfordringer og dine fysiske behov. Træningen foregår via video, hvor en SOSU-medarbejder instruerer dig i at udføre øvelserne i hjemmet. Hvis du ikke har lyst til at træne i samarbejde med din hjemmehjælper, er der også mulighed for at træne selv. Mange apps har en trænings-dagbog, så du kan følge med i din udvikling.

Timers

Der findes også timers, som kan hjælpe dig til at komme i gang med intervaltræning, som er specielt godt for hjertet og kredsløbet. Du kan bruge dem til at styre din træning, uanset om du løber eller går en tur. De er nemme at bruge, og du kan sammensætte et træningsprogram uden at skrive et eneste tal ind. Mange har en "Play" knap, som starter en simpel intervaltræning og fortsætter, indtil du selv stopper den.

Skridttællere

Hvis du ikke allerede træner, er en gåtur den perfekte motion at starte med. Gang modvirker depression, styrker din hjerne, dit hjerte, dine muskler og dine knogler. Og så skåner gåture dine led.

Gør dig selv en tjeneste og køb en skridttæller. Ved at bruge den, får du et klart indblik i, hvor meget du bevæger dig i løbet af en dag. Det er motiverende at vide, at selv turen ud med skraldespanden giver motion.

Med en skridttæller kan du også sætte et mål for, hvor mange skridt, du vil gå i løbet af en dag. Skridttælleren viser dig hele tiden, hvor mange skridt der er tibage, indtil du når dagens mål. Dét er godt for motivation - og disciplinen.

Undersøgelser viser, at skridttællere faktisk får os til at bevæge os mere, så det er bare med at komme i gang!

Hvis du er nysgerrig efter, hvad andre siger om eksisterende apps og produkter, kan du gå til GUIDEN65 (www.guiden65.dk) og finde sådanne anmeldelser.

En anden idé

Mange synes, det kan være svært at finde tid og overskud til at dyrke motion i hverdagen, men der er hjælp at hente i artiklen *Bevægelse - 5 gode råd,* Afsnit 3, s. 60.

Kilder:

Bevæg dig for livet : https://www.bevaegdigforlivet.dk/;
og
JAMA Network: https://tinyurl.com/y38rta3o

Vi taler meget om overvægt men aldrig om, at overvægt har betydning for demens.

Det burde vi, for ny forskning viser en sammenhæng endda længe inden vi bliver "ældre."

Der er ikke mangel på gode forslag til at tabe sig, og selvom vi godt ved, at det er vigtigt, er det ofte svært at fastholde motivationen til at gøre noget ved det (vi sagde ikke noget om brudte nytårsfortsætter).

Hvis du har brug for en ny motivation, er den her: **Overvægt i de yngre år medfører en forhøjet risiko for demens senere i livet.**

En lang række undersøgelser peger på, at overvægt tidligt i livet (20-49 år) er en risikofaktor for demens senere i livet.

Og den brutale kendsgerning er, at når demenssygdommen melder sig, er der ingen vej tilbage - *uanset* om du nu satser på at tabe dig!

Med andre ord: Det er stadig godt at tabe sig - og det er aldrig for sent at starte - men det vill ikke hjælpe på demens, når du først har sygdommen.

Ny forskning

Offentliggjorte resultater er baseret på det såkaldte Body Mass Index - BMI (se noten til sidst) og aldersgrupperne var delt i tre:

(1) tidlige voksenalder (20-49),

(2) midalder (50-69, og

(3) ældre (70-89).

Resultaterne af disse undersøgelser giver et broget billede af sammenhængen mellem overvægt og demens. Der er forskelle mellem køn og alder, og der er mange andre sundhedsfaktorer, som hænger sammen med overvægt og som vi nu ved, spiller en rolle for hjernens funktioner . . . men sammenfattende peger forskerne på, at **overvægt i den tidlige voksenalder (20-49 år) medfører en 30-50% øget risiko for demens efter 70 år.**

Resultaterne rejser også spørgsmålet, om (1) overvægt i de yngre år uundgåeligt fører til demens og (2) om vægttab ved motion kan forhindre det? Så der vil blive fokuseret på disse emner i de kommende år.

Hvad kan man gøre?

Det ved man desværre ikke endnu, så forskerne peger på de livsstilfaktorer, vi ved meget om og altid taler om: Kost, motion, og søvn. Jo tidligere i livet man starter med gode spisevaner, motion, osv (se artikler herom i dette afsnit), jo bedre er mulighederne for at forhindre eller udskyde demens.

HUSK:

Som i alle "folkesundhed-studier" er det vigtigt at huske, at en *sammenhæng* ikke er det samme som en *årsag*. Med andre ord: Disse resultater ikke konkluderer ikke at overvægt *forårsager* demens, kun at demens optræder hyppigere hos mennesker, som var overvægtige som unge (og at overvægt derfor kaldes en vigtig *risikofaktor*).

Definition:
BMI (Body Mass Index) udtrykker kroppens fedtstof i relation til højde og vægt. Det beregnes som menneskets vægt (i kg) divideret med kvadratet app menneskets højde (i meter) - BMI er en omtrentlig beregning.

BMI kategorierne er:
Undervægt: <18.5
Normal vægt: 18.5–24.9
Overvægt: 25–29.9
Fedme >30

Eksempel: En mand på 80 kg som er 180 cm (1.8 m) høj har en BMI på 24.6. Hvis han vejer 90 kg er han overvægtig, og hvis han vejer mere end 100 kg er han fed.

Se også artiklen *Vægttab*, nedenfor.

Kilde:
Risiko for demens WebMD artikel: - https://tinyurl.com/y47ky3pc

Vidste du at søvn er én af de vigtigste faktorer for hjernens sundhed? Mangel på søvn er kritisk for at udskyde eller forhindre demens og Alzheimer's, viser ny forskning.

Ikke bare det.

Forskningen viser også, *hvorfor* søvn er kritisk for demens og Alzheimer's. Og det er ikke godt nyt i lyset af, at søvnproblemer er meget almindelige - især blandt ældre. Hjerneforskere har længe talt om, at mangel på søvn er en "national sundhedskrise." Og man kan ikke kompensere for kun fem-seks timers nattesøvn med en eftermiddagslur!

Forskningsresultater

Man har længe vidst, at der er flere faser af søvn hver nat. Først kommer den lette søvn. Adskillige timer derefter kommer den dybe søvn, og til sidst kommer drømmefasen, den såkaldte REM fase (Rapid Eye Movement) - ofte lige inden vi vågner. Hver fase har sine karakteristiske hjernebølger.

Det nye er, at forskere - bl.a. den danske neurolog Maiken Nedergaard - har fastslået, at hjernecellerne tænder og slukker på forskellig tidspunkter i dagens løb, men i den dybe søvnfase, begynder hjernebølgerne at arbejde i samme rytme (synkronisering).

Når de alle sammen er "slukkede," har hjernen ikke behov for ret meget ilt. Det medfører et mindre behov for blodtilførsel til hjernen. Og det tillader, at den væske, som omgiver hjernen, langsomt kan flyde ud af hjernen og tage toxinerne (blandt andet beta amyloid og tau protein), som har samlet sig i dagens løb, med sig. Og det er ophobningen af amyloid, som kan medføre demens og Alzheimer's.

Vent ikke til du er ældre

Vi hører tit og ofte, hvor vigtig en god nattesøvn er for vores helbred, gode humør, kognitive funktioner (først og fremmest hukommelse), og vores daglige produktivitet. Og det er altsammen rigtigt.

"Vi kan sove, når vi bliver gamle," siger mange mennesker i deres travle hverdag. Det ironiske er: Man når dertil hurtigere, hvis man ikke sover nok!

Men sover man mere og bedre, når man bliver ældre? Det er der ikke noget, der tyder på. Ellers ville det måske ikke være så galt. Og hvis det kun var energi og produktivitet, som blev anfægtet af manglende søvn, ville det heller ikke være så galt med et par timer mindre.

Konklusion

Men de nyeste forskningsresultater påviser igen vigtigheden af 7-8 timers søvn.

Hovedgrunden er: Disse langsomme ind-og-ud strømninger af hjernevæsken finder *kun* sted, mens vi er i dyb søvn. Det er en fase, vi *ikke* har har kontrol over, og der er ingen genveje til at nå frem til denne fase. Man kan ikke afkorte eller springe fase 1 over; og man kan øvrigt heller ikke afkorte søvnen ved at undgå REM drømmefasen.

Der er med andre ord ingen vej udenom: Når der drejer sig om søvn, er der kun én vej til god hjernesundhed: regelmæssig 7-8 timers søvn om natten.

Problemer og løsninger

Hvis man ikke har kontrol over søvnfaserne, hvad kan man så gøre, hvis man rent faktisk *forsøger* at få 7-8 timers søvn, men alligevel ligger vågen en del af natten?

Vi kender det sikkert allesammen: Om natten kan jeg ikke sove; om morgenen kan jeg ikke vågne!

Der kan være mange årsager til, man ikke får den søvn, man har behov for. Ofte er uregelmæssige sengetider en årsag. Det anbefales at føre en sove-dagbog i en uges tid, hvor man noterer sengetider, spisevaner, hvor ofte man vågner, går på toilettet, m.v.. Det kan give inspiration til ændringer i vaner, som er værd at foretage, eller til måder at slappe af på, for eksempel med meditation.

Hvad skal man undgå?

Mere specifikt skal man
- undgå at spise og drikke ca. 4 timer inden man går i seng

- undgå stærke krydderier, kaffein og alkohol om aftenen. En drink eller to kan hjælpe én med at slappe af, men det giver det ikke en god nats søvn
- være opmærksom på, at mange slags medicin kan være skyld i søvnproblemer. Det er værd at overveje, om man skal reducere indtagelsen af medicin, men kun efter samråd med sin læge
- undgå eller begrænse TV og brugen af computers/tablets inden sengetid eller i sengen. Det blålige skærmlys reducerer melatonin, som er et søvnfremkaldende hormon.

Hvad kan man gøre?

Noget af det bedste, man kan gøre, hvis man har en urolig nat og ustandselig kigger på klokken, er at stå op og gå til et andet værelse, spise en lille smule, foretage ting som er beroligende, inklusivt at læse, og evt. tage et varmt bad. Når man føler trætheden komme tibage, skal man straks gå i seng igen.

Regelmæssig motion - ca 30 minutter de fleste dage i ugen - er lige så vigtig for en god søvn som for almindelig sundhed. Det gælder *også*, selv om det er relativt tæt på sengetiden.

Hvis der er generende støj i eller omkring boligen, kan man bruge "hvid støj" til at maskere den. Det kan for eksempel være en vifte i soveværelset eller "hvid støj musik" (naturens lyde fra skov, strand eller bjerge).

HUSK: En god nattesøvn bør have meget høj prioritet.
Sov godt!

Seneste nyt - kort opdatering

Den nyeste forskning (2020) viser, at hvis man til stadighed går i seng to timer senere og står op på det sædvanlige tidspunkt, øges risikoen for *mentale* problemer som
- at reagere impulsivt
- begå flere fejl
- generelt dårligere humør og følelser
- angst
- stress related problemer og PTSD

Desuden øges risikoen for *fysiske* problemer som
- udvikling af type 2 diabetes
- hjerte/kar sygdomme
- overvægt

Desværre er udviklingen af disse problemer en tovejs-traffik. Manglende søvn fører til problemer, *men problemerne fører også til dårligere og kortere søvn.*

Dette er en selvforstærkende process, som man skal gøre alt for at undgå - uanset køn, alder, livsstil, og uanset om demens er konstateret eller ej.

Disciplin

Det er ikke altid nemt at få nok søvn - det bilder vi i hvert fald os ind. Men det er ikke et spørgsmål om at "finde tid" til nok søvn; det er et spørgsmål om at "tage tid" til nok søvn. Det kræver disciplin!

Der er tale om en livsstil-faktor, som vi heldigvis kan gøre noget ved - og selv om man ikke kan lide ideen om at tage sovemedicin, er det et bedre alternativ end at komme ud på den glatte bane.

Tal med din læge om sovemedicin er en god vej for dig at gå. *Nu!* Ikke når den værste travlhed er overstået, ikke når det store projekt er afsluttet, ikke når vi bliver gamle. Vi får aldrig tid nok til at klare det hele.

Gør søvn til en prioriteringsopgave!

Kilder:

Her er en af de mest sammenfattede grupper af artikler om søvn fra Medical News Today: https://tinyurl.com/y4cxefyq

Andre eksempler er en JAMA-artikel: https://tinyurl.com/y4e6gfop

For de nysgerrige: Artikel om søvn og toxin i hjernen: https://tinyurl.com/y2crr8w3.

Hvis du er pårørende til et menneske med demens, har du med stor sandsynlighed oplevet, at måltider kan være en næsten uoverkommelig udfordring. Vægttab følger uundgåeligt. Sørger man for støtte og ro, er der større chance for at bevare madlysten og undgå vægttab.

Hvorfor holder man op med at spise?

Næsten alle mennesker med demens oplever et større vægttab. Ofte hænger det sammen med, at mennesket med demens glemmer at spise, ikke føler sig sultne længere, eller måske ikke kan forstå, hvorfor man skal spise.

Udover at mennesker med demens kan glemme hvornår og hvorfor, de skal spise, kan de også glemme hvordan. Så selv det at bruge kniv og gaffel, bliver på et tidspunkt en udfordring.

Påmindelse om måltider

Der findes mange og meget nemme måder at få mennesker med let demens til at spise. Ofte er det nok at minde dem om det, og så vil han eller hun finde det rimelig naturligt at spise. Det gælder også, selvom de ikke er klar over, at de er sultne.

Du kan ikke altid være i nærheden, når du er pårørende til et demensramt menneske. Hvis du gerne vil hjælpe personen, du er pårørende til, med at huske at spise, kan du for eksempel investere i hjælpemidler. Her kan en elektronisk kalender eller andre former for huskesystemer være en god løsning.

Huskesystemer kan være med til at gøre mennesket selvhjulpen i længere tid og deres øge livskvaliteten.

Hjælp med maden

Det at få hjælp til at spise kan have stor betydning på for, hvor meget demensramte mennesker indtager i løbet af en dag og derfor også en måde at holde vægten oppe på. Alt efter hvor langt i sygdomsforløbet man er, kan hjælp til maden være flere ting.

Mennesker, der er tidligt i demensforløbet, skal måske have hjælp til at huske at spise. Det vil sige, at de skal mindes om at det er tid til mad - eller hvad mad er. Mennesker, der er mere påvirket af demens, skal oftere have fysisk hjælp til at spise, for eksempel ved at de kigger på mens *du* spiser eller, at du opmuntrer dem til at spise et *fælles* måltid.

Støtte og madro er afgørende for succes

Sundheds- og Ældreministeriet peger på, at de fysiske og sociale rammer for måltidet kan have betydning. Støjende, urolige eller utrygge omgivelser kan ødelægge appetitten, hvorimod en god og hyggelig stemning omkring måltidet kan stimulere appetitten.

Rammerne omkring et måltid er vigtige for mennesker med demens. Hvis de befinder sig i meget støjende eller utrygge omgivelser, kan den de miste appetitten. Stille og hyggelige omgivelser kan derimod hjælpe med at øge lysten til at spise. Derfor kan det også betale sig at give mennesket tid til at spise. Det betyder, at han eller hun ikke kommer til at føle sig stresset.

Alkohol og demenssygdom

De fleste ved, at alkohol har dårlige egenskaber. Det er også derfor, Sundhedsstyrelsen anbefaler at raske mennesker holder sig under 7 genstande om ugen for kvinder og 14 genstande for mænd. Anbefalingen til mennesker med demens er en anden.

Det kan nemlig være mere skadeligt for en menneske med demens end for en rask menneske at drikke, fordi hjernens funktion allerede er svækket. Derfor bliver hjernen hos et menneske med demens mere påvirket af alkohol end et rask menneskes. Det betyder, at man som menneske med demens helst skal undgå alkohol.

Tal med din læge

Tal altid med en menneske med sundhedsfaglig baggrund, hvis du ønsker at ændre kosten for en menneske med demens - eller har andre spørgsmål om spisevaner.

Kilder:
Måltider og ernæring, Nationalt Videnscenter for Demens: https://tinyurl.com/yujbozvx
Statusrapport, Sundheds- og Ældreministeriet: https://tinyurl.com/y2apq45x

Var det demens eller ej?

Det var spørgsmålet for en 70-årig mand efter tre skræmmende hukommelses-episoder, som kan være nyttige for andre at kende til. Dette er en personlig beretning.

Bekymring

På en varm, fugtig sommermorgen i Miami, Florida i 2011 var min kone og jeg ude på en cykeltur i nabolaget. Da vi kom hjem og stod og kølede af i indkørslen, kunne min kone se, at der "var noget galt" med mig.

Efter lidt mumlen spurgte jeg forlegent, om vi var på vej ud på vores cykeltur, eller om vi lige var kommet hjem. Efter forskrækkelsen havde fortaget sig, gik vi indenfor, drak frisk vand, kølede af . . . og alle detaljerne fra cykelturen kom tilbage. Jeg kunne genfortælle dem med fuld klarhed, og vi slog det hen som "noget mærkelig noget."

Men det samme gentog sig nogle måneder efter.

En morgen, da min kone kom hjem fra posthuset, rejste jeg mig fra skrivebordet og spurgte, hvor hun havde været. Vi var på nippet til at konkludere, at jeg ikke havde hørt ordentlig efter, hvad min kone havde fortalt, men da hun med begyndende nervøsitet spurgte, hvad jeg havde lavet, mens hun var væk, havde jeg ingen erindring om det.

Vi besluttede at tage på hospitalet, og allerede på vej dertil kom alle detaljerne tilbage. På hospitalet kunne man ikke finde noget som helst forklaring. Da jeg talte med min egen læge ugen efter, slog han det hen med "vandmangel!" (Dehydrering er et stort problem for ældre mennesker.)

Et par år efter flyttede vi til Arizona og boede i en lejet lejlighed, inden vi købte et hus.

En lørdag morgen - efter vi havde fået nøglerne til huset - kom min kone hjem med et par af vores gode venner, som vi ville vise huset frem til. Jeg tøvede. Jeg var forvirret. "Har vi købt hus?" spurgte jeg. Det havde jeg ingen erindring om!

Forskrækkelse, forlegenhed, følelsen af tab meldte sig - igen! 15 minutter senere, på vej over til huset, kom alle detaljerne om det tilbage: Adressen, hvem sælger var, grundplanen, indretningen, osv.

Lettelse efter check med lægen
Vi besluttede at søge råd hos en neurolog. Efter en omfattende serie af test og scanninger, kom svaret tilbage: Ingen tegn overhovedet på demens - "snarere tværtimod," sagde neurologen.

Diagnosen var istedet for: *transient amnesia* eller "forbigående hukommelsestab."

Det karakteristiske ved transient amnesia er, at det kun involverer korttidshukommelsen, at det kun varer et par timer, og ofte meget mindre, og - det vigtigste:

Hukommelsen er ikke gået tabt men er *utilgængelig* i en kortere periode! Der er ikke nogen forklaring på fænomenet, men neurologen foreslog "vandmangel!" Ikke så svært at forestile sig, når man bor i Arizonas ørkenklima.

Pointen er:
Søg råd i enhver situation, som vedrører tab af hukommelsen.

Det *kan* være en begyndende demens - men det kan *også* være noget så uskyldigt som vandmangel (eller mangel på søvn, forkert justeret medicin, og andre ting).

Danmark er ikke Florida eller Arizona, men selv i det danske klima skal vi supplere vandbalancen - hver dag, *også* selv om vi ikke motionerer og/eller sveder!

HUSK: Vi udånder konstant fugtig luft og indånder luft af langt mindre fugtighed. Resultat: Snigende vandmangel!

Begå ikke den fejltagelse!

Kilde:
Vedr. forbigående hukommelsestab, se fx. Wikipedia: https://tinyurl.com/hefzxrz.

Afsnit 4
Værd at vide - Specielle emner

Indhold

En blodprøve for Alzheimer's har ikke tidligere eksisteret. Men nu er en prøve udviklet og testet i Sverige og USA. En sådan blodprøve for Alzheimer's er et stort skridt hen imod en tidlig diagnose.

Udviklingen af Alzheimer's fastslås først *efter* symptomerne viser sig i et menneske.

Det er fordi, diagnosen er baseret på hukommelsestest, som vi først finder grund til at tage, når symptomerne viser sig. Og først derefter bekræftes diagnosen ved hjælp af dyre PET hjernescanninger.

Med andre ord: Sygdommen kan være fremskreden på det tidspunkt diagnosen fastlægges. Tidligere metoder, inkl. prøver taget fra hjerne- eller rygmarvsvæske, har ikke levet op til forventningerne. Ideen om en blodprøve er derfor ikke ny. Og en sådan test er nu udviklet.

Det har derfor længe været et ønske, at finde en test som både tidligt, nemt og pålideligt kan fastslå, om en menneske risikerer at få Alzheimer's.

Blodprøven

Den nye test leder efter små mængder af et protein, som kaldes p-tau217, og som man er meget sikker på, er den faktor, som reducerer og med tiden ødelægger hukommelses- og indlæringsfunktioner. Det er nu påvist, at tau-protein findes i blodet mange år inden sygdommens symptomer viser sig - svenske forskere nævner 20 år tidligere.

Blodprøven er meget simpel, kræver kun 4 ml blod, og kan fastslå tilstedeværelsen af tau-protein med 96% nøjagtighed.

Denne grad af simpelhed gør blodprøven billig og nem at udbrede.

En anden interessant observation er, at blodprøven kan skelne mellem Alzheimer's og andre degenererende hjernesygdomme.

Så, der er grund til at dele forskernes optimisme med hensyn til, at en meget tidligere diagnose giver mennesker med en risiko for Alzheimer's muligheder for at behandle sygdommen, inkl. at udskyde dens udvikling.

Kan jeg få en sådan blodprøve nu?

Det er stadig en forskningsbaseret test, og metoden skal afprøves i meget større antal for at fastslå dens værdi, så den kan ikke bruges af din praktiserende læge endnu. Men mennesker med en familie-baseret historie af Alzheimer's ti fælde, kan komme ind i undersøgelser selvom de endnu ikke har udviklet symptomer.

Er en blodprøve en god idé?

Som bekendt kan Alzheimer's endnu ikke helbredes, og det rejser spørgsmålet, om det er en god idé at få en sådan blodprøve, når den bliver almindelig tilgængelig.

Det er ikke så ligetil, som det lyder. Vi vil henvise til de argumenter for og imod en Alzheimer's test i artiklen nedenfor (s. 110). Men der er ikke tvivl om, at muligheden for en meget tidlig diagnose har en række fordele, som ikke var nær så markante, da den tidligere artikel blev skrevet.

Og det viser påny, hvor hurtigt tingene udvikler sig inden for demensforskning.

Kilde: JAMA artikel om blodprøven: https://tinyurl.com/yydoxbxn
Læs også artiklen *Test eller ikke test*, nedenfor.

Vidste du, at et højt blodtryk er en risiko for demens og Alzheimer's. Studier viser tillige, at at højt blodtryk er en risiko for brist i hjernevævet. Højt blodtryk og risiko for demens er derfor genstand for intens forskning.

Det har været kendt siden 1960erne, at højt blodtryk øger presset på kroppen og fører til adskillige lidelser og sygdomme og fører til kognitive problemer (nedsat reaktionsevne hos bilister og piloter). Men det er relativt nyt, at højere blodtryk end normalt og over længere perioder kan have en negative indvirkninger på hukommelse, opmærksomhed, og hastigheden, hvormed hjernen bearbejder information.

Højt blodtryk er almindeligt - og det stiger

Mere end en-trediedel af alle mennesker i Danmark (1.8 millioner) lider af et forhøjet blodtryk. Omkring 80% af alle mennesker *over 65 år* har højt blodtryk. (blodtryk er forklaret i fodnoten nedenfor). Givet dette store antal, er en indsigt i de ricisi, som er forbundet med højt blodtryk, uhyre vigtig.

Vores blodtryk ændrer sig med alderen. Stigningen er uundgåelig. Måling af blodtryk er så rutinemæssigt, at man skulle tro, at lægevidenskaben var helt på det rene med, *hvorfor* blodtrykket øges med alderen. Det er dog *ikke* tilfældet, men man peger på følgende faktorer:

- ændringer i éns hormon-profil
- ændringer (forsnævringer) i blodkar-væggene/kolesterol-indhold
- en tendens til at komme mere salt i maden (smagsløgene forringes med årene)
- mindre effektivitet af hjerte-musklen

Højt blodtryk og hjernen

Forskere i Chicago gennemførte et studie med 1.300 mennesker for at se, om der var en forbindelse mellem højt blodtryk og tre kritiske, fysiske faktorer for hjernesundhed i ældre mennesker, nemlig

- plak, opbygningen af **tau protein** *imellem* hjernecellerne

- **tangles**, forvridning af fiber strukturen *inde i* hjernecellerne
- infarct ("døde" *områder* i hjernen) forårsaget af blokeringer af blodtilstrømningen

Forsøgspersonerne blev undersøgt hvert år igennem de seneste år af deres liv indtil de døde - i gennemsnit 8 år. To-trediedele havde haft forhøjet blodtryk i adskillige år inden forsøget startede. 87% tog blodtryk-sænkende medicin. Efter de døde, blev de obduceret. Man fandt at halvdelen havde mindst én infarct.

Resultater

Der var en 46% stigning i risikoen for hjernebeskadigelse, hvis man havde et systolisk blodtryk på 147 i stedet for 134. Denne beskadigelse svarer til at have en forældelse af hjernen på 9 år!

Derefter så forskerne på forbindelsen mellem forhøjet blodtryk og *strukturen* af hjernecellerne hos mennesker med Alzheimer's. Her var sammenhængen mindre klar. Selv om der var en tendens til øget "tangles" hos patienter med højt blodtryk, var der ikke nogen klar tendens til øget plak. Hvorfor de to fænomener ikke følges ad, vides ikke.

Mere forskning er nødvendig. Patienterne i det nævnte forsøg var ret sent i deres livsforløb, og de blev kun undersøgt én gang om året. Man er derfor interesseret i at se, hvad forhøjet blodtryk over en længere årrække vil vise.

Andre resultater har vist, at højt blodtryk, når man er i 50erne er en risiko for demens senere i livet.

Hvad kan man gøre?

Det er vigtigt at holde øje med blodtrykket. Check det mindst én gang om året (for lavt blodtryk skal ligeledes følges; det kan medføre en tendens til at falde og besvime).

Så, hvad *kan* man gøre? Der er heldigvis adskillige ting, man selv kan gøre for at modvirke alderens indflydelse på højt blodtryk. Her er de nemmeste:

- Start med det simpleste: Tag 6 dybe indåndinger på 30 sek; det systoliske blodtryk falder med 3 point
- Spis sundt og få motion (se artiklerne herom i Afsnit 3 om Livsstil); en kost rig på frugt og grøntsager sænker blodtrykket

lige så meget som de blodtryksænkende medicinske produkter, som er på markedet;

- 30 min moderat motion om dagen (fx gå på et motionsbælte) sænker blodtrykke yderligere
- Undgå færdiglavede og "processed" fødevarer - de har et højt indhold af salt; begræns dit forbrug af snacks, færdiglavede supper og middagsretter
- Overraskende nok, forskning har vist at *håndgrebs-motion* - brugen af en håndfjeder eller klemme-bold - i 2 min ad gangen for ialt 14-15 minutter hver anden dag, sænker blodtrykket. Ingen ved præcis hvorfor.
- Undgå medicin som bruges mod forkølelse samt NSAID produkter (non-steroid, anti-inflammatory drugs), så som Advil og Motrin; de kan forhøje blodtrykket.
- Tal altid med din læge om det kan være nødvendigt at justere dit blodtryk med medicin.

Fodnote:

Vores blodtryk udtrykkes i millimeter kviksølv (Hg) og består af to tal: Systolisk og diastolisk blodtryk. **Et normalt blodtryk** er typisk 120/80 mm Hg - eller som læge siger: "120 over 80."

Det **systoliske blodtryk** er det høje tal og repræsenterer det maksimale tryk i hjertekamrene, når hjertet trækker sig sammen og presser blodet ud kroppens blodkar.

Det **diastoliske blodtryk** er det lave tal og repræsenterer trykket i hjertet mellem hjerteslagene, dvs mens hjertet fyldes op med blod igen.

Forhøjet blodtryk er defineret som højere end 140/90 ved to på hinanden følgende lægebesøg.

For lavt blodtryk er defineret som systoliske tryk er under 90 mm Hg.

Kilder:

Medical News - https://tinyurl.com/yyuevhwb

Og Journal of Neurology: https://tinyurl.com/y66smv29

FORURENING

Når vi taler om risiko for demens, taler vi som oftest om livsstilsfaktorer. Ingen taler om forurening.
Indtil nu . . .

20% af demenstilfælde kan skyldes forurening
Forurening)se note 1 nedenfor) og demens er i stigende grad sat i forbindelse med hinanden. Ny forskning styrker nemlig denne tidligere formodning.

Flere nye undersøgelser viser, at luftforurening spiller en rolle i udviklingen af demens og Alzheimer's. Én rapport peger sågar på, at 20% af alle demenstilfælde skyldes forurening.

Det nye i disse rapporter er opdagelsen af, at forurenings-partiklerne i luften trænger ind i kroppen og rent faktisk ændrer hjernen Disse ændringer er direkte relaterede til svigtende kognitive funktioner, inkl. demens og Alzheimer's. Med 50 millioner mennesker i verden, som har demens og uden en helbredelse i sigte, er det et kolossalt problem - og der grund til at være bekymret.

Små partikler er syndebukken
En anden rapport forklarer den bagvedliggende mekanisme.

Mistanken er rettet mod de meget små forureningspartikler, som vi finder i luften over mange storbyer. Én undersøgelse med mere end 3,600 ældre kvinder i USA, viste, at et højt niveau af partikler med en diameter på mindre end 2,5µ (Note 2) øger risikoen for demens med *over 92%* i forhold til en forurening med partikler som er større end 2,5µ.

Et lignende, detaljeret forsøg blev gennemført over en 15 års periode i Sverige. Konklusionen var den samme: Mennesker, som er udsat for forurening af meget små partikler, har en øget risiko for forringede kognitive funktioner.

Disse meget små partikler kommer fra forbrændingen i kraftværker og fra udstødningen fra biler, og fordi partiklerne er så små og bliver i luften i lang tid, er det meget svært at undgå at indhalere sådanne partikler.

De ender op i hjernen og starter forandringer i hjernecellerne.

Ifølge Verdenssundhedsorganisationen WHO er 90% af befolkningen i verden udsat for luftforurening, og adskillige millioner mennesker dør hvert år som direkte følge deraf (luftvejs/lungesygdomme).

Hvad kan man gøre?

Forurening er i særlig grad foruroligende, fordi det er et område, vi - bortset fra meget små tiltag i hverdagen - ikke kan kan gøre ret meget ved. Forurening er lokal, national og international. Forurening respekterer ingen grænser. Og vi vil leve med den i mange, mange år endnu.

Så hvad *kan* man gøre?

Vi skal fokusere på de ting, vi kan gøre noget ved, og som vi ved, formindsker risikoen for demens og Alzheimer. Disse faktorer er kost, motion, søvn og andre livsstilsaktiviteter. Det er den bedste måde - faktisk den eneste måde - at holde hjernen sund.

Udsæt det ikke!

NOTER:

1. Forurening dækker i denne artikel *kun* luftforurening.
2. 1μ (mikrometer) er 1 milliontedel af en meter eller 1 tusindedel af en millimeter. Det er en størrelsesorden 30 gange mindre end et menneskehår.

Kilder
Medical News: https://tinyurl.com/yyvnofoz
Nature.com - https://tinyurl.com/y65pehv6
WHO - https://www.who.int/health-topics/air-pollution
British Journal of Medicine - https://tinyurl.com/yy7atpq6

HUKOMMELSE

Ville det ikke være dejligt, hvis der var en metode til at få en bedre hukommelse?

Det er der.

Og den er nem, behagelig, og den virker. Hvis du vil have en bedre hukommelse, er der ideer at hente her.

Hold en pause!

Når vi prøver at huske det, vi har lært, er det nærliggende at antage, at jo mere arbejde vi lægger i det, jo bedre bliver vi til at huske. Ny forskning viser at det modsatte er tilfældet: Man kan forbedre sin hukommelse ved slet ikke at gøre noget . . . i bogstavelig forstand.

Hukommelsen af det indlærte bevares meget bedre, hvis man "holder en pause" på ca. 10 minutter med stilfærdig tankegang, måske meditation, måske med dæmpet lys, og uden afbrydelser eller nye aktiviteter.

Vi skal med andre ord undgå aktiviteter og små gøremål som at checke emails, web surfing, texting, altsammen noget som griber ind i den delikate process til dannelse af hukommelse.

Alle kan gøre det

Det har stor værdi for studerende, men *alle* kan have glæde af denne metode. Og det er værd at fremhæve, at mennesker med nedsatte kognitive funktioner, inkl. Alzheimer's, *også* har positive resultater med denne metode.

Det er faktisk en 120 år gammel opdagelse.

To tyske psykologer eksperimenterede omkring 1900 med "hukommelses-konsolidering." Det gjorde de ved at have deres studerende lære meningsløse ord-stavelser udenad. Derefter fik den ene halvdel endnu en liste af stavelser, mens den anden halvdel fik en pause på 6 minutter. Halvanden time senere blev alle de studerende testet.

Gruppen, som have fået en pause, huskede dobbelt så mange af stavelserne, som gruppen, som ikke fik en pause.

Vores evne til at huske er meget skrøbelig lige efter indlæringen af ny information.

Den evne bliver let forstyrret af anden ny information. Men der gik mere end 100 år, før disse iagttagelser blev taget alvorlig.

Nye forsøg bekræfter metoden

Studier i England og USA har siden bekræftet de oprindelige data.

I nye forsøg fik to grupper af mennesker med begyndende hukommelsesproblemer en liste med 15 ord. Den ene gruppe fik andre hukommelsestest umiddelbart efter ordlisten, mens den anden gruppe fik 10 min pause i et mørkt rum (uden at falde i søvn).

Gruppen med "andre aktiviteter" kunne huske 14% mens "pause-gruppen" kunne huske 49% af ordene, hvilket er næsten det samme som i grupper af mennesker uden hukommelsesproblemer. En fortsættelse af forsøgene var endnu mere overraskende.

Deltagerne lyttede til en historie og besvarede spørgsmål bagefter. De, som ingen pause havde fået, kunne huske 7% af detaljerne i historien. De, som havde fået en pause, kunne huske 79% af detaljerne! En forbedring, som var langt større end for helt raske mennesker (forbedring af hukommelsen på 10-30%).

Konklusionerne er ensstemmige

Alle disse forøg er blevet gentaget - igen. Konklusionerne, som gælder for mennesker *med OG uden* hukommelsesproblemer, er, at en kort pause uden aktivitet . . .

- forbedrer hukommelsen af detaljer **for både yngre og ældre mennesker**
- forbedrer hukommelse af 3-dimensionale fakta (rumlig orientering, genkendelse af landemærker, "hvor lagde jeg mine nøgler?" osv)
- har en vedvarende effekt

Det er værd at tilføje, at spørgeskemaer efter forsøgene viste, at de flest blot "lod tankerne vandre."

Enhver målrettet fokusering på et "emne" er en forstyrrelse.

Det gør meditation til en særdeles vigtig komponent i forbedring af hukommelsen.

Det skal nævnes, at forskerne endnu ikke ved, hvorfor denne "pause" har en virkning på hukommelsen. Noget tyder dog på, at en nydannet indlæring (hukommelse) skal cementeres i langtids-hukommelsen for at blive vedvarende. Det har man altid troet skete under søvnen, hvor hippocampus kommunikerer med hjernebarken, men det er åbenbart ikke hele sandheden.

Mens forskerne leder efter hele sandheden, kan vi andre glæde os over, at noget så nemt og afslappende som "ikke at gøre noget," kan have såden en positiv virkning. Og i den forbindelse bør vi "huske," at i en tidsalder med en overflod af informationer, er en smartphone ikke er den eneste ting, som har behov for genopladning.

Hjernen har også!

Kilder:

Psychology Today: Pauser hjælper på hukommelsen (eng.): https://tinyurl.com/yb3y95nd

Gå til: "Social Triggers:"

https://socialtriggers.com/why-you-need-to-take-more-breaks-and-how-to-do-it/

Ideen om, at man ikke kan gøre noget ved sit immunsystem, er forkert. Heldigvis! Og sammenhængen mellem immunsystem og demens har stor betydning for, hvordan man håndterer sygdommen . . . faktisk for hvordan vi håndterer immunsystem og demens *hver* for sig.

Nedenfor peger vi på en række faktorer, som er vigtige for bevarelsen og styrkelsen af vores immunsystem. De har alle med livsstil at gøre, så det er noget, vi har indflydelse på, og disse faktorer gælder for sunde såvel som syge mennesker, for unge såvel som ældre, for mennesker med demens såvel som de, som ikke er ramt heraf.

Hvad er immunsystemet?

Immunsystemet er et uhyre kompliceret system af biologiske strukturer og processer, som findes i en værtsorganisme (værten, som fx et menneske eller et dyr). Immunsystemets funktion er at beskytte værten imod sygdomsfremkaldende elementer - såkaldte patogener. Det gør det ved at mobilisere antistoffer imod fremmede elementer.

Når immunsystemet fungerer ordentligt og effektivt, er antistofferne i stand til at skelne mellem elementer, som er fremmede for værtens og for værtens egne sunde væv.

Vi bruger vaccination til at give vores krop et forsvar imod bakterier og viruser.

Mange sygdomme (børnesygdomme) får vi kun én gang i livet, fordi kroppen husker og genkender patogenerne fra første gang, vi blev syge. Det er denne genkendelse, som sætter immunsystemet i stand til at beskytte os.

Hvad styrker immunsystemet?

Selvom der er mange ting, vi endnu ikke ved om immunsystemet, ved vi dog en del om de faktorer, som kan styrke og svække det. Nogle af dem skænker vi ikke engang en tanke.

Der er heldigvis mange ting, som styrker immunforsvaret - og vel at mærke ting som vi kan kontrollere. Ud over at undgå de nedenfor nævnte skadelige ting skal de tre vigtigste *positive* faktorer nævnes.

1. Vitaminer

D-vitamin er som bekendt godt for stærke knogler, men det har også en positiv effekt på immunsystemet. Fede fisk, æg, mælk og sollys er vores vigtigste kilder af D-vitamin.

A, C, og E vitaminer er ligeledes vigtige for immunsystemet. De findes i sund kost (de fleste plantebaserede fødemidler), så som friske grøntsager, frø, og nødder. Glem ikke ingefær og gurkemeje (som krydderi eller te). Honning fra dit lokale område er vigtig, ligesom zink er et godt supplement. Se artikerne om sund kost i Afsnit 3, s. 48.

2. Motion og udendørsliv

Aerobisk motion hjælper kroppen med at bekæmpe sygdomme, en virkning, som sættes i forbindelse med god blodcirkulation. Og udendørsliv er et ekstra plus. Udover sollys er mange af de "stoffer," vi indånder - fx i skovene (phytocider) - ligeledes vigtige for immunsystemet. Se artiklerne herom i Afsnit 3, s. 54-64.

3. Glem ikke sex

Det er fastslået, at bakterie-bekæmpende immunoglobuliner (IgA) fremmer immunsystemet *og* at sex er en af de aktiviteter, som er vigtigst for dannelsen af IgA - se de fem artikler om sex og intimitet i Afsnit 6. Ugentlig intimitet er markant bedre end færre gange. Så, med mindre sex af andre årsager ikke er en del af din livsstil, tag fordel heraf.

Hvad skader immunsystemet?

Der er også mange ting, man skal være på vagt overfor, for ikke at nedbryde sit immunberedskab. Her er de vigtigste:

4. Mangel på søvn

Vi bliver ofte syge, når vi har en permanent mangel på søvn - se artiklen i Afsnit 3, s. 73. Hvis vi får mindre end 7-8 timers søvn - regelmæssigt - kan kroppen ikke producere nok af de proteiner (cytokiner), som hjælper immunsystemet med at producere antistoffer. Manglende søvn er ikke blot et spørgsmål om at være træt. Det værste er, at for lidt søvn øger risikoen for at immunsystemet ikke kan håndtere de infektioner, vi udsættes for. Det er derfor et af de første områder, du skal rette opmærksomheden mod, hvis helbredet svækkes, og der ikke er indlysende forklaring på hvorfor.

5. Tobak og alkohol

Nikotin fra tobaksprodukter (*uanset* hvilken slags) kan svække immunsystemet. Selv vaping og marijuana er skadelige i denne (og andre) sammenhæng(e). Udover nikotin er der andre immun-skadelige stoffer i tobaksprodukter som inhaleres.

Én drink for meget om dagen kan nedsætte kroppens evne til at bekæmpe sygdomme i en periode på 24 timer. Daglig over-'dosering' af alkohol kan ruinere immunforsvaret. Maksimalt dagligt alkoholindtag er én genstand for kvinder og to for mænd. Længere tids forbrug af en større mængde alkohol, kan skade immunforsvaret permanent.

6. Dårlig kost

En kost som er rig på mættede fedtsyrer kan forhindre de hvide blodceller i deres bakteriedræbende funktion. Over længere perioder, kan en fed kost forstyrre mikrofloraen i tarmsystemet, hvilket også kan medføre en svækkelse af immunforsvaret.

Svaret er kost med lavt fedtindhold og meget lidt sukker. De gode fedtsyrer får man, hvis man følger Middelhavskostplanen.

Andre forhold er vigtige

Listen ovenfor udgiver sig ikke for at være komplet. Her er et par områder, vi sjældent tænker på i forbindelse med deres indvirkning på vores sundhed. Det er derfor vigtigt, at du er opmærksom på dem.

Det er:

7. Lægemidler

Der kan være negative konsekvenser af at tage visse lægemidler. Derfor er det vigtigt at tale med din læge, inden du starter med ny medicin eller foretager ændringer i din igangværende medicinbehandling - især hvis du behandler kroniske lidelser.

8. Stress

Det er svært at gøre noget ved angst, nervøsitet, stress og sorg. De er udefra kommende trusler imod vores sundhed. Disse faktorer vides at have betydelig negativ indflydelse på immunsystemet, faktisk så dramatisk, at 30 min med alvorlig nervøsitet/tanker kan øjeblikkelig reducere vores immunforsvar.

Lyt til musik. Læs en bog. Find aktiviteter, som i deres natur er beroligende. Overvej meditation - det er noget vi alle kan gøre.

Hvis du kæmper med angst, stress, og sorg i længere perioder, skal du tale med din læge om det.

De kan hver især skade helbredet alvorligt.

INFLAMMATIONER

Ændringer i vores levevaner kan enten bidrage til eller hindre et sundere og længere liv, men det er kun indtil for nyligt, at geriatrisk forskning har vist, at kronisk inflammation er blandt de faktorer, som kan skade hjernesundheden.

Kronisk inflammation (se definition og karakteristika i noten nedenfor) er en irritation, som kan dukke op nær sagt alle steder i kroppen.

Det er ikke ualmindeligt at få sådanne irritationer, når vi bliver ældre, men de er *ikke* et resultat af en eksisterende infektion. De er derimod et resultat af en manglende evne til at fjerne de celler, som ikke længere deler sig (og derved fornyer sig). Det medfører, at vævene bliver gamle og udskiller cytokiner, som starter inflammationer.

I en rapport for nylig fremhæves det, at langsomt fremskridende, kroniske inflammationer er årsagen til langt de fleste kroniske sygdomme, inkl. demens.

Vi kan ikke (endnu) styre aldrings-processen. En af konsekvenserne af aldring er ophobningen af de såkaldte 'senescent celler,' normale celler, som har hørt op med at dele sig. Det medfører vævs-aldring og en frigørelse af stoffer, som kan lede til inflammation.

Mystik omkring kvinder og Alzheimer's

Det er ikke klart, hvorfor ca. tre gange så mange kvinder som mænd får Alzheimer's. Men der er tre faktorer, som antyder en forklaring (Nat. Geo):

- der er færre kvinder end mænd på arbejdsmarkedet (mennesker, som arbejder, har mindre risiko for at få demens)
- kognitive test er ofte baseret på ord, og kvinder er typisk bedre til at huske ord end mænd er; det medfører, at de først bliver korrekt diagnosticeret, når sygdommen er længere fremskreden
- kvinders hjerneceller har en struktur, som muliggør en hurtigere spredning af de demens-fremkaldende beta amyloid (plak), som danner sig mellem cellerne.

Disse felter er alle genstand for intens forskning.

Men der peges samtidig på, at overgangsalderen er en faktor i udviklingen af demens. Se herom i artiklen *Overgangsalder* s. 105 i dette afsnit..

Men der er godt nyt

Det har vist sig, at en række tiltag og ændringer i vores livsstil, som hver af os kan foretage, kan mindske og endda helt modvirke, at inflammationer dukker op og udvikler sig.

Det er ikke overraskende for de, som følger med i ny viden og anbefalinger omkring sund livsstil (se Afsnit 3) at søvn, kost, m.m. er de vigtigste faktorer, ligesom nedsættelse af stress, rygning, og en passende vægt også er vigtige.

Stress er mindre håndgribelig end de øvrige faktorer, så her er et par ord om denne snigende og alt for ofte forekommende tilstand.

Pas på med stress

Kronisk stress bidrager til inflammation. Meditation og yoga er blandt de livsstil-faktorer, som bedst kan modvirke stress i dagligdagen. Vi kan ofte ikke ændre meget på stressfulde situationer i tilværelsen, mer vi kan håndtere dem bedre ved at meditere. Og husk: Vi er aldrig for gamle til at starte med meditation.

Og vi skal ikke glemme, at stress også medfører søvnforstyrrelser, som kan føre til kronisk inflammation.

Vær forsigtig med medicin

Endelig skal det nævnes, at vi skal bruge medicin med varsomhed. Der er en tendens til at over-medicinere os selv, især med smertestillende medicin. De såkaldte "non-steroide anti-inflammations drugs (NAIDS) kan forstyrre og ødelægge den mikroorganisme-økologi, vi har i tarmene og medføre at bakterier trænger ind i blodcirkulationen. Dette kan føre til en meget alvorlige inflammatorisk tilstand.

Så, følg op på de livsstil faktorer, som kan skade kroppen - og hjernen.

#

Definitioner

Inflammation (lat.: "sætte ild til") refererer til de immunologiske processer kroppen anvender til at hele sig selv, når den bliver udsat for infektioner, skader, eller toksiner og har udfordret/beskadiget vores celler.

Disse processer er ofte meget kortvarige (fra få timer til få dage). Vi kalder dem derfor *akutte inflammationer.* Symptomerne er normalt lokal smerte og hævelse med rødme.

Kroniske inflammationer opstår når reaktionen på udfordringerne varer over lang tid (måneder og år) men på et lavere niveau. Det sætter kroppen i konstant beredskab og kan med tiden resultere i skader på væv og organer. Symptomerne er typisk milde og kan nemt overses. De inkluderer typisk træthed, lav feber, ømme led, sår eller udslet.

For ældre mennesker med nedsat immunsystem kan kroniske inflammationer være særdeles skadelige.

Kilder:
Dr. Zoanne Clark/National Geographic - Jan. 2020, p.85
NIH rapport: https://www.ncbi.nlm.nih.gov/books/NBK493173/

L-serin er kommet i søgelyset i forbindelse med demens, efter det blev påvist, at for lavt L-serin i kroppen kan føre til demens - og flere andre lidelser.

Hvad er L-serin?

L-serin er en *ikke-essentiel* aminosyre, som indgår i de fleste proteiner i vores krop. Den kaldes ikke-essentiel, fordi en sund krop danner nok L-serin og ikke behøver at få det tilført som supplement.

Men under visse omstændigheder har kroppen ikke nok L-serin. Det sker bl.a. hvis vi indtager et toxin som hedder BMAA (beta-methyl-amino-alanine), som dannes af cyanobakterier (blå-grønne alger).

Du vil nok være skeptisk med hensyn til risikoen for at blive udsat for blå-grønne alger. Det er jo ikke noget vi typisk kommer i forbindelse med. Men det er forureningen af vand, som er risikoen.

Det meste af, hvad vi ved om BMAA, stammer fra undersøgelser, som en mand med en usædvanlig baggrund har gjort. Dr. Paul Cox er *botaniker* og ikke læge eller neurolog. Han har derfor ikke den faglige respekt, som andre læger/neurologer ville have, og mange afviser hans påstande. Men Dr. Cox har længe været på sporet af dette toxin og dets mulige indflydelse på udviklingen af demens, ALS (Lou Gehrig's Disease), Parkinson's, autisme, og andre neurologiske sygdomme. Det er derfor blevet genstand for omfattende forskning.

Hvad ved vi?

Vi ved ikke så meget endnu om L-serin og BMAA sammenhængen. Det er bl.a. fordi, det er et meget kompliceret "multi-faktor" problem. Men man er på sporet af et par ting:

- BMAA er et celle-toxin
- vi har en vis risiko for at kroppen optager BMAA, hvis vores vand er forurenet, eller de fødevarer, vi spiser, er blevet forurenet med blågrønne alger (ofte via vandet)
- BMAA forhindrer, at L-serin indgår i dannelsen af det fedtstof, som omgiver nerveforbindelserne *mellem* neuronerne i hjernen (det fungerer ligesom plastik-isoleringen på en elektrisk ledning)

- hvis det isolerende fedtstof forringes, er i underskud, eller helt mangler, fungerer forbindelsen mellem neuronerne ikke godt (eller sket ikke).

Forsøg med daglig indtagelse af L-serin (30 g/dag) ser ud til at hjælpe på hjerne funktionerne. Det er dér optimismen kommer ind:

Hvis vi kan undgå at have et lavt indhold af L-serin ved daglig indtagelse af stoffet, kan man måske forhindre effekten af BMAA (som kan være svær at undgå). Endnu bedre: Måske kan L-serin *i sig selv* have en beskyttende virkning imod neurologiske sygdomme som demens.

I mellemtiden:

Man får L-serin ved at spise mejeriprodukter, sesamfrø, solsikkefrø, græskarfrø, soya produkter og andre bønner, samt peanuts og pistachio nødder.

Men vi spiser jo ikke alle disse produkter - og ofte ikke nok - så istedet kan man tage L-serin i form af et aminosyre-pulver (fås i håndkøb). Der er ikke kendte bivirkninger ved L-serin, men det er altid en god idé, at du konsulterer med din læge inden du begynder at "eksperimentere" med kostsupplementer - og fortæl din læge, hvorfor du mener, det kunne være nyttigt for dig.

PS: Vi skal for en ordens skyld nævne, at GUIDEN65 ikke har nogen kommerciel interesse i L-serin produkter. Men vi vil følge emnet og bringe nyt, når det offentliggøres. Besøg derfor GUIDEN65 med jævne mellemrum.

Kilder: NCBI artikel om L-serin (https://www.ncbi.nlm.nih.gov/pmc/articles/PMC5615428/

University of Melbourne artikel om genopbygning af myelin i hjernen: https://tinyurl.com/y6hba7c9.

Hyppigt brugte lægemidler kan føre til demens. Det er grunden til, at ældre mennesker skal være på vagt og bør tale med deres læge om *både* deres lægemidler og demens.

Hvad er problemet?

Brugen af lægemidler er altid kompliceret. Og her er den velkendte, klassiske konflikt: Et lægemiddel er godt for noget, men er mindre godt (skadeligt?) for noget andet.

I denne artikel fokuserer vi på stoffet acetylcholin, et biologisk aktivt stof som styrer en række automatiske kropsfunktioner. Disse kropsfunktioner inkluderer inkontinens, overaktiv blære, KOL, sæson-allergier, og depressioner. For at mildne/fjerne problemer (undgå "overreaktion" i kroppen) af denne art, ordinerer lægerne ofte anticholinergisk medicin.

Så vidt, så godt.

Men . . . acetylcholin spiller også en stor rolle for hjernens normale, kognitive funktion, og anticholinergisk medicin øger derfor risikoen for en accelererende nedgang i kognitive funktioner i ældre mennesker.

Dette er dokumenteret i utallige forsøg.

Tidligere forsøg og resultater

En række forsøg i de seneste år har fastslået to funktioner af anticholinergisk medicin:

(1) en svækkelse af funktionen i den forreste del af hjerner, som producerer acetycholin, samtidig med

(2) en reduktion af lageret af acetycholin.

Kombinationen af disse to funktioner er en nedbrydelse af vores hukommelse og anden tankevirksomhed.

Som i mange andre situationer, er denne risiko særlig markant hos mennesker med biomarkører for Alzheimer's i deres hjernevæske eller andre genetiske faktorer, som fører til demens.

Nye studier

Nyere forsøg er blev gennemført med 688 mennesker, alle over 74 år men uden tegn demens ved forsøgets start. Disse mennesker blev fulgt i en periode over 10 år - med årlige kognitive test.

Det viste sig, at mennesker som . . .

- tog mindst ét anticholergisk lægemiddel havde en 47% øget risiko for en mild grad af demens
- også havde en genetisk risiko for demens, havde 2 1/2 gangs å stor risiko for en mild demens
- også havde biomarkører i hjernevæsken, havde en 5 gange så stor risiko.

Hvad nu?

Disse forsøg viser, at man ved at reducere anticholinergiske lægemidler, kan opnå en udskydelse af (måske forhindre) kognitiv svækkelse. Men som vi startede med at påpege, så tager man jo den slags medicin, fordi man har andre lidelser, man vil undgå/mildne.

Det er derfor vigtigt at du diskuterer disse aspekter med din læge - især spørgsmålet om du tager den rigtige *dosis* medicin. Det er ikke ualmindeligt, at man kan klare sine andre lidelser lige så godt med en mindre dosis medicin. Se artiklen om *Medicin - virker de?* på s. 102.

Kilder:
MNT, Risiko for demens: https://tinyurl.com/yxgzvv8w
Artikel i Neurology artikel: https://tinyurl.com/y359q9e6
Forsøg med anticholinergisk medicin: adni.loni.usc.edu/

Noget tyder på, at den længe nærede ønskedrøm om en medicin for Alzheimer's kan gå i opfyldelse.

Efter det amerikanske biotech firma, Biogen, sidste år standsede arbejdet med aducanumab på grund af skuffende resultater, har helt nye og meget flere data vist en signifikant positiv effekt for mennesker med Alzheimer's. Biogen har derfor søgt om godkendelse til at gøre et nyt produkt klar til markedsføring i USA og Europa.

Da der ikke er andre produkter på markedet, som kan afhjælpe Alzheimer's, har man store forventninger til dette nye stof.

Effekt og virkning

Effekten er først og fremmest en opbremsning af udviklingen af sygdommen i en sådan grad, at berørte mennesker kan fortsætte deres daglige gøremål og bevare deres hukommelse i meget længere tid end normalt.

Aducanumab **virker** ved at fjerne det såkaldte ß-amyloid som aflejres mellem hjernecellerne, og som anses for at være toksisk for hjernen. Der er andre mekanismer involveret i udviklingen af demens, men fjernelsen af amyloid er en af de vigtigste.

Hvad kan vi forvente?

Forbedringerne i tilstanden af mennesker med Alzheimer's er vigtige, og vi skal glæde os over alle gode nyheder. Og der har ikke været godt nyt i over ti år.

Men forbedringer og behandling er ikke det samme som helbredelse, og i medicinsk forskning må vi ikke bliver over-optimistiske.

Ikke desto mindre håber Biogen, at det nye produkt vil starte en udvikling hen imod nye produkter, så vi inden for en kortere tidshorisont kan få en effektiv behandling af dette alvorlige sygdomskompleks.

Kilder:
Biogen pressemeddelelse: https://tinyurl.com/y4pk3zao
BBC Health News - https://www.bbc.com/news/health-50137041

Selvom der ikke idag findes en helbredelse for demens, findes der medicin, som kan mindske symptomerne ved demenssygdomme. Det er en af vejene hen imod øget selvstændighed og livsglæde hos mennesker, der lever med demens.

Demens og medicin

Det store spørgsmål er, hvordan man bevarer livskvaliteten hos mennesker med demens og dermed sørger for, de lever bedst muligt. Uden en decideret helbredelse betyder det, at man stræber efter at mindske de komplikationer, der gør det svært at leve med demens. Det kan f.eks. være medicin, som styrker hukommelsen og sproget, og evnen til at klare praktiske opgaver i hverdagen.

Håbet om en effekt kommer til udtryk i den kendsgerning (iflg. Sundheds- og Ældreministeriet), at "mennesker med demens i næsten alle aldersgrupper køber større mængder medicin på recept sammenlignet med mennesker uden demens."

Udover demensmedicin tager mange ældre med demens også andre lægemidler, som hjælper imod forhøjet blodtryk, depression, og adfærdsændringer - altsammen for at øge livskvaliteten.

Hvilke slags demensmedicin findes der?

I Danmark bliver der brugt fire forskellige slags demensmedicin til mennesker, der lider af disse sygdomme:
*   Donepezil
*   Galantamil
*   Rivastigmin
*   Memantin

Sundhedsfagligt personale vurderer hvilken medicin, der passer bedst til det enkelte menneske. Det er dog ikke alle typer demens, der kan behandles. De fire nævnte anvendes således til forskellige demenssygdomme, og det varierer, hvornår i demensprocessen, det er mest hensigtsmæssigt at bruge dem.

Generelt virker demensmedicin i en tidsbegrænset periode, ofte 1-3 år. Det er forskelligt fra menneske til menneske, hvor lang tid medicinen virker, men effekten svinder således over tid.

Du kan læse mere om symptomer på demens i artiklen *Demens og Alzheimer's* i Afsnit 1, s. 21.

Husk medicinen!

Når recepten er skrevet, er det næste skridt at tage medicinen, men dette kan være en udfordring for mennesker med demens. Demenssygdomme gør, at de ofte har svært ved at huske, de skal tage den medicin, som lægen har givet dem. Her kan man med fordel bruge et huskesystem i form af et hjælpemiddel, der kan hjælpe den enkelte med at huske opgaver i hverdagen.

Eksempler herpå er hjælpemidler som doseringsæsker eller medicindispensere med alarm, som kan sikre, at medicinen bliver taget, som den skal - og på de rigtige tidspunkter af dagen.

Et godt råd er at introducere huskesystemer så tidligt som muligt. Det gør det lettere at indføre og fastholde den nye vane. Jo tidligere en ny rutine bliver indført, des længere tid vil den holde ved. Når mennesker med demens kommer længere i demensforløbet, får de sværere ved at klare sig i længere tid uden hjælp udefra.

Fagpersoner ved bedst

Medicin er kun en del af behandlingen for mennesker med demens. Det er ligeså vigtigt at give pleje og omsorg samt motion og kost. Tilsammen kan disse ting være med til at skabe en bedre livskvalitet for en menneske med demens. Det betyder, at symptomerne på demenssygdom bliver holdt nede. Derudover er det forskelligt hvilken kombination af behandlinger, der giver mening for den enkelte.

Du skal altid spørge en fagperson til råds, hvis du har spørgsmål til demensmedicin og anden behandling af demenssygdomme.

Når du overvejer, hvad demensmedicin er og hvilken betydning det kan have for den enkelte, kan du se det som en mulighed for, at bevare livskvalitet og selvstændighed.

Selvom medicinen ikke kan holde sygdommen tilbage på længere sigt, kan den give år, hvor ændringerne i eksempelvis hukommelsen bliver holdt nede. Med andre ord kan demensmedicin give dig eller din pårørende mulighed for at bevare den måde, man lever på.

Du kan læse mere om, hvordan man bevarer sin livsstil, når man får demens, i artiklen *Uafhængighed* i Afsnit 2, s. 39.

Se også artiklen *Lægemidler - vær på vagt!* - på s.99.

Kilder

Nationalt Videnscenter for Demens

Bogen *Livet Skal Leves-Også Med Demens*, af Pia Brændstrup, Jens Hansen, og Maria Tønnersen.

Statusrapport fra Sundheds- og Ældreministeriet: https://tinyurl.com/y3nqwnxt

Svaret på, hvorfor 3 ud af 4 mennesker med Alzheimer's er kvinder, er kompliceret. I denne artikel ser vi på det, vi "tror," vi ved noget om: Forskellene mellem mænd og kvinder . . . omend ikke de helt indlysende forskelle, og om hvorfor man tror, der _er_ en sammenhæng mellem overgangsalder og demens.

Små forskelle - store virkninger

Det er ikke nogen stor nyhed, at mænd og kvinder er forskellige; nogle vil sige _vidt_ forskellige, andre vil sige _mindre_ forskellige. Men på ét område adskiller kvinder sig helt fra mænd: Deres midtlivs overgangsalder.

Vi fokuserer normalt på, at årsagen skal findes i kroppen. Vi ved jo det er noget med ovarierne og nedsat hormonproduktion; det vi sige: Noget med _ændringerne_ i kvinde-kroppen.

Og med den fokus overser vi helt, at årsagen skal findes i _hjernen_!

Det er lidt af en nyhed. Mænds og kvinders _hjerner_ anses generelt for helt ens (i hvert fald blandt hjerneforskere). Men ny forskning viser, at de er meget forskellige med hensyn til det livsforløb mænd og kvinder har fra midtlivs-tidspunktet.

Demens og hjernen - en ny vinkel

Kort sagt: Mænds og kvinders hjerner ældes forskelligt fra omkring 50-års alderen. Det hænger sammen med vores forskellige reproduktive system. I relation til demens drejer det sig om hjernen - helt præcist _hjernens kommunikation med kroppen_ - og ikke kroppens organer.

I tiden fra midt i tyverne til overgangsalderen oplever mænd og kvinder stort set den samme langsomme, gradvise nedgang i hormonproduktion. For mænds vedkommende er det primært testosteron (selvom mænd også har østrogener), og for kvinders vedkommende er det primært østrogener (selvom kvinder også har testosteron).

Men fra tiden omkring og efter overgangsalderen falder kvinders østrogen-produktion - især østradiol - dramatisk, mens mænds hormonproduktion fortsætter den _gradvise_ nedgang til langt ind i 70'erne.

Østradiol spiller en stor rolle i forsyningen af hjernecellerne med glucose (dvs energi). Faldet i østradiol medfører derfor meget lavere energi (mere end 30%), som i relation til hjernen betyder en hurtigere aldring.

Hjerne-krop dialogen

Så mens mænd gik og troede, at overgangsalderen kun er et spørgsmål om udeblivende menstruation, og at alle overgangsproblemerne er et resultat af . . . øh, lad os lidt flovt citere: "de er vist lidt hysteriske,*" så viser den nyeste forskning, at problemerne er en funktion af lavere energitilførsel til tre områder i hjernen:

- **hypothalamus** som regulerer kropstemperaturen; med en lavere østradiolproduktion (lavere energi) oplever kvinder hedeture
- **hjernestammen** som spiller en rolle for søvnen; med en lavere østradiolproduktion (lavere energi) oplever kvinder vanskeligheder ved at sove
- **amygdala** som spiller en rolle for vores psykiske tilstand; med en lavere østradiolproduktion (lavere energi) oplever kvinder humørsvingninger

Og samtidig med disse vanskeligheder øges dannelse af amyloid plaque i hjernen - dette er et relativt nyt forskningsfelt, så viden herom er stadig sporadisk.

Når kvinder derfor - stærkt "støttet" af mænd - føler sig ude af balance, er det fordi, de oplever en ny tilstand i hjernens *energifunktion*. For en sikkerheds skyld, har (kvindelige) neurologer derfor påvist at " . . . sammenlignet med mænd, har kvinder ikke lavere kognitive funktioner efter overgangsalderen - og iøvrigt heller ikke lavere end tiden før overgangsalderen" (neurologien Lisa Mosconi).

Med andre ord: Kvinderne kan være trætte, men de er lige så skarpe, som før disse ændringer startede.

Hvad kan man gøre?

Man kan ikke gøre noget ved det forhold, at alle kvinder gennemgår overgangsalderens forandringer (hvis de på det tidspunkt stadig har deres æggestokke og livmoder). Hormon behandling (østrogen) er godt for mange men kommer ofte med bivirkninger - og der er intet bevis for, at østradiol direkte skulle kunne forhindre Alzheimer's.

Men der er godt nyt alligevel:

De fleste læger vil derfor pege på de livsstil-ændringer, som er beskrevet i Afsnit 3, ovenfor, dvs kost, motion, stress og søvn . . . Og glem ikke mørk chokolade!!

For de nysgerrige:

Ordet hysteri/hysterisk er dannet af det græske ord for livmoder, *hystera*, som vi bruger i forbindelse med hysterectomy (fjernelse af livmoderen). Det viser, hvor ældgammel og dybt forankret fordommen om hysteri i forbindelse med menstruation og overgangsalder *stadig* er!

Se også den fremragende TEDTalk om overgangsalder (13 min; engelsk) - link: https://tinyurl.com/y59v76kq.

SVIMMELHED

Vi oplever alle svimmelhed en gang imellem, men tænker normalt ikke over det.

Ny forskning peger dog på, at det er noget, vi skal være på vagt overfor.

Svimmelhed, generelt

Svimmelhed er mange ting, eller rettere: Kan have mange årsager.

Alle mennesker oplever svimmelhed. Det sker ofte, når man rejser sig op hurtigt (til stående stilling) efter at have samlet noget op fra gulvet eller have snøret skoene. Den svimmelhed er forårsaget af, at blodforsyningen til hjernen ikke kan nå at følge med den hurtige bevægelse. Hjernen får derfor mindre ilt . . . og man bliver svimmel. Med et par dybe vejrtrækninger, går det normalt hurtigt over (30 sekunder).

Den svimmelhed, vi taler om i denne artikel, er forbundet med et pludseligt lavt blodtryk, mens man er i 'opret' stilling (står, går, sidder). Forskerne taler om lavt blodtryk, hvis det er 15 (mm Hg) lavere end det normale systoliske blodtryk (se fodnoten). For de fleste mennesker vil det være fx. 105 i stedet for 120 mm.

Hvad ved man, hvad ved man ikke?

Sammenfattende konkluderer forskerne, at svimmelhed allerede i 50-års alderen peger på, at mennesket har en højere risiko for at få demens senere i livet - nogle nævner en 40% højere risiko.

Men husk igen: Det er ikke det samme som at sige, at svimmelhed *forårsager* (vil medføre) demens!

Det vi taler om, når vi siger 'højere risiko,'er, at mennesker med demens ofte havde svimmelhed som yngre. Årsagerne til denne sammenhæng er indtil videre spekulative, indrømmer forskerne. Men man taler dog ofte om "akkumulativ effekt" - dvs at risikoen øges med et stigende antal "hændelser."

Med den kendsgerning i bagtankerne at demens ikke (endnu) kan helbredes, er det vigtigt at finde disse sammenhænge på et tidspunkt, hvor man måske *kan* gøre noget ved det.

Hvad kan og bør man gøre?

Hvis du ofte oplever svimmelhed, er det første skridt, at du taler med din læge om der er "noget galt." Din læge vil ikke/sjældent kunne pege på demens på et tidligt tidspunkt i livet, men han vil kigge efter mulige, specifikke årsager, som bør diskuteres og behandles.

Regulering af blodtryk bør være en af de ting, du diskuterer med din læge - også *uden* at lægen selv bringer det op! Din læge bør teste dit blodtryk, når du skifter fra siddende til stående stilling, siger American Academy of Neurology.

Kontrol med blodtryk kan hjælpe med til at forhindre eller udskyde udviklingen af demens og andre hjernefunktioner senere i livet.

Hvis ikke din læge finder noget, er det op til dig selv at gøre så meget som muligt for at forhindre eller udskyde risikoen for udvikling af demens senere hen i livet.

Det kan lyde uoverskueligt, men din læge kan pege på generelle ting - og du kan finde mange informationer herom i livsstil-artiklerne i Afsnit 3, ovenfor.

Note: Vore blodtryk angives normalt med to tal, fx 120 over 80.

Det høje er det systoliske blodtryk, når hjertet pumper, og det lave er det diastoliske blodtryk imellem to hjerteslag. Blodtryk angives i mm HG (kviksølv) og måles typisk med en manchet placeret på overarmen.

Kilde: WebMD artikel om svimmelhed: https://tinyurl.com/y34mv4pf

Hvad er argumenterne for og imod ideen om at blive 'testet eller ikke' for Alzheimer's, for og imod at vide, *om du er på vej* til at udvikle Alzheimer's?

Læs om det her - men husk: Det er kun dig og dine pårørende, som kan afgøre, om en test er en god idé - for dig.

Det er ikke ret lang tid siden, man *kun* kunne fastslå, om en patient havde Alzheimer's, ved at foretage en obduktion. Og for de berørte, vil det jo være for sent!

Men det har ændret sig!

Nu er der er hjerne-scanninger og "spinal taps" (se note 1 forneden) på vej. Disse tests kan påvise tilstedeværelsen af beta-amyloid - sladrehanken om Alzheimer's - i hjernen. Forskere arbejder også med en blodprøve for et andet protein, det såkaldte tau protein, som ligeledes er karakteristisk for Alzheimer's.

Disse tests er ikke tilgængelige uden for forskningslaboratorierne endnu, men de er tæt på. Det er jo både spændende og lovende . . . eller er det?

Svære spørgsmål

I takt med at disse tests vil blive almindelige, rejser et vigtigt spørgsmål sig for de mennesker, som frygter at deres kognitive funktioner er ved at forsvinde - og for deres pårørende: Er jeg sikker på, at jeg gerne vil vide med sikkerhed om Alzheimer's er på vej?

Det er nemmere at ønske at få svaret på, om éns kommende barn er en pige eller en dreng, så man kan vælge navnet, indrette børneværelset osv. Og hvis man bare vidste, at demenstesten viser et negativt resultat, så er det heller ikke svært at sige ja. Men den sikkerhed kan man selvfølgelig ikke få.

For mange vil en afbalancering af nedenstående argumenter være overvældende, og mange aspekter spiller ind i beslutningen om blive testet og få et svar (se note 2 nedenfor).

Det vil jeg vide fordi . . .

- en "positiv" test kan hjælpe mig med at planlægge fremtiden og tilrettelægge og bringe 'orden' i mine økonomiske og private sager, som fx. testamente/arveforhold
- jeg kan træffe beslutningen om, at hvis jeg får en anden sygdom (fx. lungebetændelse), kan man lade den gå sin gang uden behandling
- jeg kan få tid til at sige farvel til mennesker, jeg måske ikke ser så tit
- jeg kan engagere sig i Alzheimer's foreninger/støttegrupper
- jeg kan forsøge at undgå at lade "sygdommen definere, hvem jeg er" og blive en inspiration for andre

Det vil jeg ikke vide fordi . . .

- jeg kan ikke se i øjnene, at jeg en dag ikke vil kunne genkende min ægtefælle/partner og mine børn
- jeg kan ikke se i øjnene, at jeg en dag ikke kan tale
- det er en forfærdelig måde at dø på; jeg vil hellere være i det uvisse om det
- vil og kan min ægtefælle/partner støtte mig hele vejen?
- vil venner forblive venner?
- nu ved jeg noget, jeg ikke kan glemme igen - og det vil påvirke mig resten af livet

Og hvis man får Alzheimer's, mens man endnu er aktiv på arbejdsmarkedet, er nyheden om Alzheimer's ofte forstærket. Man mister sin identitet, siger mange.

Hvad siger de professionelle?

Læger og psykologer anbefaler at starte en samtale med din ægtefælle/partner og måske dine børn og se, hvordan *du selv* reagerer ved blot at *tale* om det - og, selvfølgelig, se hvordan familien reagerer.

En Alzheimer's forsker ved University of Pennsylvania sagde, at ingen af hans patienter, som fik et "positivt" test resultat, har begået selvmord. Faktisk sagde mange, at de nu kunne tage aktive skridt til at forsinke udviklingen af Alzheimer's (ændringer i kost, motion, og søvn, osv)

Men problemet for lægerne er ofte, at de ikke selv "ved," hvad de skal sige til patienterne. Man kan ikke med sikkerhed fastslå, om den nedsatte hukommelse-funktion er en normal del af at blive ældre, eller om demens faktisk er på vej. Og selv med en test som fastslår amyloid-plak imellem hjernecellerne - det typiske tegn på Alzheimer's - så kan der gå mange år, inden sygdommen manifesterer sig.

Lægerne vil derfor ofte foreslå, at man udskyder en test, og sige: "Du er helt OK. Du er jo 75 år, måske lidt deprimeret. Lad os prøve med et antidepressiv-middel."

Så . . . hvad er bedst?

Det er naturligvis helt afhængig af dig selv. Der er ikke noget svar, som passer til alle. Faktisk er der ikke nogen uden for din allernærmeste kreds af familien, som kan rådgive én.

Men jo tidligere man starter samtalen, jo bedre!

Noter:

1: "Spinal tap" er en prøve man tager af den væske, som strømmer gennem hjernen *og* rygmarven, for at se, om der er infektion eller blødninger i hjernen. Prøven tages imellem den 3. og 4. lændehvirvel - og *ikke* i hjernen.

2: En nylig meddelelse fra biotek-firmaet, Biogen, viser, at man er langt fremme med den første behandling, som kan udskyde sygdommen, *hvis* behandlingen starter tidligt nok - se artiklen *Medicin for Alzheimer's,* s. 101, ovenfor - og det vil give en test god mening.

Kilde: https://tinyurl.com/y2q4sbkd

VACCINATION

Vi ved godt, der ikke er nogen vaccine imod Alzheimer's. Men det helt nye er, at vaccination imod lungebetændelse og influenza har en uventet stor fordel: En mindre risiko for at få Alzheimer's.

At blive vaccineret imod lungebetændelse og influenza indebærer de fordele, vi alle er bekendte med. Men nu er det fastslået, at disse vaccinationer *også* beskytter imod udviklingen af Alzheimer's.

Undersøgelser viser en positiv sammehæng . . .

Resultatet of to nye (endnu ikke-publicerede) studier med 9.000 og 15.000 mennesker over 60 år blev præsenteret i Alzheimer's foren ngen i USA tidligere i 2020.

I den første gruppe viste det sig, at de mennesker, som havde modtaget mindst én influenza vaccination, havde en 17% lavere risiko for at få Alzheimer's. De, som modtog årlige vaccinationer, havde endnu større reduktion i risikoen.

I den anden gruppe fandt man, at de mennesker, som blev vaccineret årligt imod lungebetændelse og influenza i ti-års perioden mellem 65 og 75 år, havde op til 30% lavere risiko for Alzheimer's.

Disse lavere risici var dog mere beskedne, hvis menneskerne havde en genetisk disposition *for* Alzheimer's.

Som altid advarer forskerne imod at overfortolke disse resultater. Én ting er en sammenhæng; end anden er årsagen!

. . . men hvad er årsagen?

Nu spekulerer forskerne over,

- om selve det at have lungebetændelse eller influenza påvirker hjernen på en sådan måde, at den er "mere udsat" for Alzheimer's, og
- (b) om en reduceret infektion - opnået ved vaccinationer - derfor medfører, at man er mindre udsat? Eller
- (c) om det måske er det klassiske fænomen i folkesundhed, at mennesker, som lader sig vaccinere, har en sundere livsstil (mere motion, bedre kost, osv) end de som ikke gør.

Det er for tidligt at drage konklusioner, siger forskerne, og nævner, at med COVID-19 er svarene herpå måske endnu vigtigere.

Forebyggelse

Et tredie aspekt er lige så vigtigt: Ifølge undersøgelser på Rigshospitalet, som omfattede mere end 1.5 millioner mennesker, er en forebyggelse imod lungebetændelse og influenza kritisk for mennesker med demens, fordi demensramte mennesker har en 6 gange så stor risiko for at dø, hvis de får alvorlige infektioner - en risiko som består i mere end et ti-år.

Så, selvom man endnu ikke har fastslået en årsag-virkning sammenhæng, er det vigtigt at følge anbefalingerne fra sundhedsmyndigheder og éns egen læge med hensyn til vaccinationer.

Kilder:
HealthDay Report om forebyggelse: https://tinyurl.com/y6nqctmz
samt
Vaccination - https://tinyurl.com/y43a7owo

Afsnit 5
Om hjerne og sanser

Indhold

DEMENS OG BEVIDSTHED

Selvom denne artikel - *Demens og bevidsthed* - fra et fagligt synspunkt hører hjemme i dette afsnit om *Hjerne og Sanser,* så har vi valgt at placere den i Afsnit 1, *Værd at tænke over.*

Det har vi gjort, fordi den også drejer sig om *holdninger*, om hvordan vi - givet den præsenterede viden - bør forholde os til mennesker med demens.

Artiklen præsenterer et helt nyt syn på hvordan hjerne og bevidsthed spiller sammen i *alle* mennesker, med eller uden demens, og den forklarer, at et menneske med fremskreden demens/Alzheimer's har *den samme bevidsthed, som mennesket havde, før han/hun fik sygdommen.*

Hvis du ikke har læst *Demens og bevidsthed* endnu, opfordrer vi dig til at gå til Afsnit 1 (side 17).

Der er meget stof til eftertanke.

Lewy's Body Demens er den næst-mest forekommende form for demens. Men Lewy's Body Demens er kun i de seneste år blevet genstand for opmærksomhed.

Læs her hvordan Lewy's Body Demens er forskellig for Alzheimer's (se også artiklen *Demens og Alzheimer's* i Afsnit 1, s. 21)

Da en af verdens mest elskede komikere, Robin Williams (1951-2014), begik selvmord i 2014, viste obduktionen, han havde sygdommen Lewy's Body Demens. Denne form for demens kom derfor for alvor til offentlighedens kendskab.

Selvom Lewy's Body Demens på mange punkter ligner Alzheimer's, hersker der stadig stor uvidenhed om, hvordan LBD adskiller sig fra Alzheimer's sygdommen.

Så lad os starte ved begyndelsen.

Baggrund

Lewy's Body Demens (i det følgende: LBD*) blev diagnosticeret i 1914 af Dr. Frederick Lewy, som fandt en ophobning af proteiner i hjernen på mennesker med Parkinson sygdommen. Disse protein-ophobninger fik sidenhen Lewy's navn.

Da hverken LBD og Alzheimer's (i det følgende AD) kan helbredes (og kun i et vist omfang behandles), er det rimeligt at spørge, hvorfor vi bringer denne artikel. Svaret er det enkle, at *det drejer sig om at være forberedt*. Begge sygdomme skrider langsomt og irreversibelt fremad og ender næsten altid med at kræve omfattende pleje.

Vores fokus er derfor på, hvad der adskiller to to sygdomme. Vi håber informationerne nedenfor kan være til hjælp for både mennesker med sygdommen, vedkommendes pårørende, og behandlere.

Forskelle og ligheder

1. **Udviklingen**: Som nævnt medfører både LBD og AD en langsom forringelse af hjernefunktionen. Det gør det svært helt præcis at fastslå, hvornår sygdommen starter. Ofte er der en del overlapninger med Parkinsons sygdommen, og neurologer ta er

ofte om "Demens Med Lewy Bodies" hvis de kognitive funktioner forringes mindst ét år *tidligere* end den motoriske forringelse. Hvis de kognitive funktioner forringes mere end ét år *efter* den motoriske forringelse, taler man om "Parkinson's Med Demens."

2. **Hyppighed**: LBD er efter AD den næst-mest almindelige form for demens. Ca. 10-20% af alle tilfælde af demens er LBD; der er ca. 1 menneske med LBD for hver 4 mennesker med AD. LBD forekommer ofte sammen med Parkinsons. Mens der er langt flere kvinder, der får AD, er der en overvægt af mænd med LBD. Begge sygdomme starter normalt efter 65-70 års alderen men kan starte så tidligt som 50 år.

3. **Årsager**: LBD er forårsaget af en ophobning af "Lewy bodies,"et protein kaldet alpha-synuclein. Det forhindrer kommunikationen mellem hjernecellerne. Man ved meget lidt om, hvad der starter opbygningen af disse stoffer - se noten til slut.

4. **Hjernefunktioner**: Det mest karakteristiske ved hjernefunktionen hos en menneske med LBD er, at hukommelse og genkendelse svinger betydeligt og hyppigt - ofte fra den ene dag til den anden - og forværres med tiden. Mennesker med AD har modsætningsvis en gradvis forringelse af hjernefunktioner.

5. **Fysisk motorik**: Begge sygdomme kommer til udtryk på samme vis: Vanskelighed ved at gå, dårlig balance, og generel nedsat kontrol over motoriske funktioner. Forskellen er dog, at disse vanskeligheder først viser sig ret sent i udviklingen af AD.

6. **Ansigtsudtryk**: De fleste mennesker med LBD viser sjældent deres følelser. Dette er i øvrigt en overlapning med mennesker med Parkinsons sygdommen. Mennesker med AD viser først en reduceret variation i deres ansigtsudtryk på et meget senere tidspunkt i udviklingen af sygdommen.

7. **Visuelle hallucinationer**: Hallucinationer er meget almindelige hos mennesker med LBD og, interessant nok, forekommer typisk i den *tidlige* fase af sygdommen. Det er sjældent at mennesker med AD har hallucinationer. Hvis de forekommer, er det normalt sent i sygdomsforløbet.

Er der test og medicin?

Tests: Der findes ikke specifikke blod- eller urintests for LDB og AD. Mange andre tests (metabolisk panel, thyroid, B12 vitamin, Lyme's og HIV) benyttes til at udelukke andre muligheder for de nedsatte funktioner, men den bedste måde at fastslå LDB og AD er fortsat MRI og CAT hjernescanninger.

Medicin: Der er ikke nogen helbredende medicin for LBD og AD, men læger ordinerer ofte medicin (cholinesterase inhibitorer, antipsykotika og antidepressive midler, beroligende midler, og dopamin (hjælp med velbehag, bevægelse, og indlæring), som alle reducerer symptomerne. En menneske med begyndende LBD og AD bør tale med sin læge om disse midler. Enhver hjælp i hverdagen er en forøgelse af livskvaliteten.

Andre forhold: LBD og AD er vanskelige sygdomme at leve med. En menneske med disse sygdomme har i gennemsnit 5-8 års levetid tilbage, og de år er i gradvis forringelse. Det kræver meget af pårørende og plejepersonale at håndtere sådanne mennesker.

Så derfor vi vil slutte med noget godt nyt:

Livsstil

Det er ubestridt, at man kan gøre meget for at mildne og endda udskyde den gradvise nedbrydning af hjernen, som disse to sygdomme medfører. Tal med din læge, så snart du (eller din familie) har en mistanke om udviklingen af demens. Hvis ikke man har efterlevet en optimal, sund livsstil i mange år, så er NU det rigtige tidspunkte at starte. Dit fremtidige velfærd er for en stor del i dine egene hænder.

*Note: LBD kaldes i literaturen ofte Demens med Lewy Bodies (DLB)

Kilder:
Alzheimer's og Lewy's:
  - Artikel 1: https://tinyurl.com/y34mv4pf
  - Artikel 2: https://tinyurl.com/y6zvqcbw
Beta-amyloid: https://tinyurl.com/y3qh24f5

Der er mange myter om hjernen - alt for mange. Læs her om nogle af de mest hårdnakkede og om hvad vi ved om hjernen . . . og bliv overrasket.

En undersøgelse viser, at 93% af alle voksne (34 - 75 år) forstår vigtigheden af at have en sund hjerne, men de færreste er klar over, hvad det tager for at få og bevare en sund hjerne.

To af de mest hårdnakkede myter om hjernen er, at den forringes med alderen, og at den ikke kan ændres.

Nyere forskning viser, at hjernen kan ændres når som helst i éns alder, og forskningen heri er intens.

Her vil vi se på "den lette" side af emnet: *Myter og fakta*.

Først et par overraskende fakta:
- Hjernen producerer nok elektricitet til at få en 40W pære til at lyse
- Information spredes i hjernen med en fart på 400 km/t
- Hjernen arbejder optimalt med forskellige ting på forskellige alderstrin.
- Verbal kommunikation er bedst omkring 60 år
- Et vægttab på et par kilo fremmer kognitive funktioner (og sænker inflammationer i kroppen).

Myter og Fakta
Myte: Vi bruger kun 10% af hjernen!
Fakta er: Vi bruger en meget stor del af hjernens mange specielle områder til selv små, simple aktiviteter.
Myte: Ældre mennesker vil uundgåelig blive glemsomme.
Fakta er: Der er visse ting, vi gør langsommere eller glemmer, men der er mange andre ting, vi bliver bedre til, for eksempel vurdering af menneskers karakter, social kommunikation, og 'diplomati.'
Myte: Ældre kan ikke lære nye ting.
Fakta er: Vi kan lære nye ting, når som helst i vores alder. Ganske vist tager nogle ting lidt længere, når vi bliver ældre (lære et nyt sprog),

men vores hjerne er forbavsende "plastisk," dvs. bygger konstant nye hjerneceller, og inddrager nye områder/finder nye veje, hvis andre ikke fungerer optimalt.

Myte: Man er enten højre-hjernet eller venstre-hjernet.

Fakta er: Sprog behandles mest i venstre hjernehalvdel og rumlig orientering mest i højre halvdel, men langt de fleste aktiviteter, kræver et stort og balanceret samspil mellem *begge* halvdele.

Myte: En kryds-og-tværs om dagen holder hjernen igang.

Fakta er: Hvis en kryds-og-tværs er alt, hvad man bruger til at stimulere hjernen, så er det forkert. Vi skal stimulere *mange områder* af hjernen for at holde den frisk (samtaler, musik, leg, sport, lære nye ting).

Stimulering af hjernen

Lad os blive lidt ved den sidste kendsgerning, da den jo er speciel relevant, hvis man er er nervøs for, om man har en risiko for demens.

Øget aktivitet betyder øget stimulering af den frontale hjernebark, hvor dømmekraft og beslutninger hører hjemme, og en af de vigtigste former for stimulering er sociale aktiviteter.

Sådan stimulering får vi fra mange ting, for eksempel ved
- at bruge tid sammen med børn
- have frivilligt arbejde
- fritidsaktiviter
- forpligtelser
- motion
- møde mange mennesker
- spille et instrument
- læse eller skrive dagligt
- bruge hænderne (havearbejde, sløjd, mv).

Vi kan sjældent gøre det hele, men det gode ved alt dette er, at forskningen har vist, at det ikke er *varigheden* af aktiviteter, som spiller den store rolle, det er *variationen*—og det gælder for alle aldre.

Det skal også nævnes, at en af de mest oversete faktorer for stimulans er at have et lykkeligt parforhold, en optimistisk partner, en partner, som oftest selv er fysisk aktiv, spiser en sund kost, bruger mindre af skadelige stoffer (fx alkohol), osv. Og det skal understreges (igen) at 7-8 timers søvn er ofte nævnt som en af de vigtigste faktorer for en sund hjerne.

Og måske over alt andet:

Jo tidligere i livet man starter med en stimulerende livsstil, jo bedre for hjernens sundhed . . . men det er aldrig for sent at starte!

Kilde:
Natur: Hjerne stimulans (**https://tinyurl.com/u8tacf6**)

"Demens – jamen, det er da bare noget med, at man husker dårligt!"

Mange opfatter demens som en sygdom, der kun påvirker hukommelsen. Men hvis man har demens tæt på livet, ved man, at demens påvirker en række aspekter. For selv om demens ganske rigtigt ofte viser sig som tab eller forringelse af hukommelse i starter af et sygdomsforløb, påvirker demens faktisk hele hjernen. I denne artikel kan du derfor læse om, hvordan kroppen opfører sig, når en demenssygdom betyder, at man ikke er ved sine fulde fem.

Kroppens 7 sanser

Som børn lærer vi, at vi har 5 sanser: høre-, syns-, føle-, smags-, og lugtesansen. Disse sanser er placeret i hjernebarken sammen med andre kognitive funktioner, som er rettet mod vores omgivelser. Men der findes faktisk to andre sanser, som vi ikke tænker nærmere over.

De to sidste sanser er kropssansen og den vestibulære sans, som også kaldes balancesansen. De fortæller os, hvor vi befinder os *i forhold til* vores omgivelser, og for eksempel hjælper de os med at vurdere, hvor høj en stol er, hvor mange kræfter man skal bruge for at sætte sig på den, eller hvor vi skal placere os i trafikken.

Man kan sige, at de to sidste sanser hjælper de andre fem sanser med at fungere. Når vi bevæger os og navigerer i vores omgivelser og forskellige miljøer, arbejder vores sanser tæt sammen.

Vores synssans giver input til vores kropssans om, hvor stolen er. Vores følesans giver feedback om, hvor varmt det er. Men det er kropssansen, der vurderer, om man fryser eller sveder. Det er også følesansen, der gennem fødderne vurderer, hvilket underlag de går på. Men det er balancesansen og kropssansen, der vurderer, hvordan man skal sætte fødderne i forhold til omgivelserne.

Forvirrede sanser

Hvis man er rask, er sansernes forbindelse til kroppens funktioner sjældent noget, man tænker over i det daglige. Måske endda noget, man tager for givet.

Men måske du har prøvet at være forkølet og ikke kunne høre så godt, som du plejer? Pludselig kan der være en masse ord og lyde, som går tabt, eller man har svært ved at følge med i en samtale. Måske du også har prøvet at løfte en mælkekarton, som du tror er helt fyldt, men som i virkeligheden var næsten tom. Din hjerne har indstillet musklerne i kroppen, til de nu skal løfte noget tungt, så din arm ryger op i luften med stor fart, når du tager fat omkring mælkekartonen. Er man hårdt ramt af svimmelhed – og det vel at mærke ikke skyldes, at aftenen inden har budt på lidt for mange alkoholiske drikke – er balancenerven ofte påvirket.

Resultatet er, at kroppen ikke modtager signalerne fra sanserne, som den plejer, og man derfor oplever sanseforstyrrelser.

Hvad kan man gøre?

Mange mennesker, der oplever sanseforstyrrelser, prøver selv at finde måder at kompensere for dem. Hvis man har problemer med kropssansen, er man udfordret i forhold til at koordinere bevægelser og vurdere, hvor mange kræfter en handling kræver. Man kan have svært ved at sætte sig på en stol, fordi man ikke kan vurdere og disponere, hvor længe kroppens muskler skal være aktive, og hvornår de kan slappe af. Det kan også være svært at gå på trapper eller ujævnt underlag. Det skyldes, at kroppen konstant skal koordinere kroppens bevægelser med ujævnhederne.

Stimulering

Ved at stimulere kroppen på forskellige måder kan man dog hjælpe et menneske, der oplever sanseforstyrrelser på kropssansen. Det kan for eksempel være at give massage, hvor blodomløbet stimuleres. Det kan også være mere lettilgængelige øvelser, hvor man tramper hårdt i gulvet eller banker med lette bevægelser på skuldre og albuer. Der findes desuden en række hjælpemidler, som med god gavn kan afhjælpe kropslige uroligheder og forstyrrelser. Det kan være en tung dyne, et tæppe med kugler i eller en tætsiddende vest med vægt i.

Se en oversigt over lignende hjælpemidler mod sanseforstyrrelser på GUIDEN65 hjemmesider, www.guiden65.dk.

Tryghed og beroligende adfærd

Når man for eksempel har sanseforstyrrelser på følesansen, er man oftest meget stresset. Mennesker, der har udfordringer med følesansen, oplever ofte, at det er dejligt at have flere lag tøj på. Derfor bryde⁻ de sig heller ikke om at tage det af. På samme måde som de tunge dyner, tæpper og veste, kan rigtig påklædning være med til at give den demensramte en slags 'tryghed'. Det er denne tryghed, der kan være med til at kompensere for sanseforstyrrelserne.

En måde hvorpå man kan hjælpe demensramte, der lider af sanseforstyrrelser på følesansen, er gennem kærlig og beroligende adfærd. Det kan være blide klem på hånden eller strygning på ryggen. Nogen undgår at tage brusebad, da vandets stråler kan virke voldsomme og ubehagelige., men man kan lægge en klud over brusehovedet, så vandet kommer piblende stille og roligt i stedet for at komme i tykke stråler.

Et andet tiltag kan være at lave wellness-aktiviteter såsom hovedbundsmassage eller at smøre hænder og fødder ind i en ækker creme. Er vedkommende ramt på balancesansen, findes der en lang række specialudviklede stole, der kan forbedre balancen. Man kan også vugge vedkommende blidt i en hængekøje eller gynge mennesket frem og tilbage i en stor gynge.

Få hjælp af en fagperson

Som pårørende til et menneske med demens vil man oftest gå langt for at afhjælpe de gener og udfordringer, der er opstået i forbindelse med sygdommen. Sanserne er et uhyre komplekst system, der arbejder tæt sammen.

Det kan være svært at adskille, hvad der er midlertidige forstyrrelser som fx virus, og hvad der er mere alvorlige, langvarige forstyrrelser som demens. Husk: Det kræver en faglig undersøgelse af sanseapparatet for at afklare, om der er tale om demens.

Opsøg hjælp, hvis du er i tvivl

Men det er altid godt at have blik for ændringer i forhold til adfærd og hukommelse. Hvis der er tale om demens, er det vigtigt at huske på, at der er mange ting, der kan lette tilværelsen for både dig og den demensramte. Mange sanseforstyrrelser kan forbedres ved hjælp den kropslige berøring og små tiltag i hverdagen. Men der findes også mange forskellige hjælpemidler, der kan afhjælpe eller formindske gener i forbindelse med en demenssygdom.

Uanset den enkeltes behov er det fordel at undersøge, hvilke muligheder, der er, så man kan efterspørge relevante løsninger.

De seneste års forskning peger på at hørelse og demens påvirker hinanden gensidigt. Det er vigtigere, end vi umiddelbart ville tro.

Her ser vi på, hvad det betyder - og hvad man kan gøre ved det.

Det anslås at tre-fjerdedele af alle mennesker over 70 år har en vis grad af nedsat hørelse. Ligesom gråt hår og rynker, anses nedsat hørelse som en naturlig konsekvens af at blive ældre.

Vi er sjældent selv klar over, hvornår vores hørelse er nedsat. Man siger gerne, at hvis man ikke hører dørklokken, ved man ikke selv, om det er fordi, der ikke *er* nogen, som ringer på døren, eller om det er fordi man rent faktisk ikke kan *høre*, at der er nogen som ringer på døren.

Det er med andre ord menneskerne i éns omgivelser, som først bliver opmærksomme på, at vi ikke kan høre - og som bør gøre *os* opmærksomme på det!

Hvad er nedsat hørelse?

Man taler om nedsat hørelse, når man har et tab på mindst 25 decibels - en almindeligt anerkendt, men noget arbitrær grænse. Hørelse udtrykkes i decibels - dB - (som er et udtryk for lydstyrke), se noten nederst i artiklen.

Trods moderne, avanceret teknologi inden for høreapparater og de store livskvalitets-fordele ved at bruge dem, er det overraskende, at kun 14% af den voksne befolkning bruger høreapparater - ofte af forfængelighed.

Alarmerende forskningsresultater

Det er selvfølgelig en individuel beslutning ikke at bruge høreapparat, men der er al grund til at revurdere den beslutning.

Ny forskning viser nemlig, at nedsat hørelse er en vigtig faktor i udviklingen af demens og Alzheimer's. Dette er i sig selv alarmerende, men det værste er, at nedsat kognitive funktion indtræffer ved selv en meget beskeden nedsat hørelse!

Det opdagede man for 30 år siden med en undersøgelse af 639 ældre, demens-frie mennesker, som blev fulgt i 12 år. Det blev påvist, at der var en klar, "lineær" sammenhæng mellem nedsat hørelse og den grad af demens, som 58 af menneskeerne udviklede i perioden. I 2017 konkluderede et ekspertpanel i Lancet, at af alle de faktorer, som kan forhindre eller udskyde udviklingen af demens, er nedsat hørelsen den vigtigste.

Dette er nu støttet af to nye undersøgelser med 6.400 mennesker over 50 år. De viste, at tab af hørelse helt ned til et par decibel nedsatte de kognitive funktioner. Det var en stor overraskelse, at nedsat kognitive funktioner kunne konstateres ved så lille et tab af hørelse.

Hvad er forklaringen?

Man ved ikke med sikkerhed, hvorfor nedsat hørelse over en længere periode kan forringe kognitiv kapacitet.

Noget tyder på, at øret i sådanne tilfælde sender uklare og ukomplette informationer til hjernenbarken i panden, som er center for fornuft, beslutningstagning, og hukommelse.

En anden forklaring kan være, at høretab medfører en atrofi i hjernevævet, hvis det ikke "blive brugt." Dette hænger måske også sammen med, at mennesker med nedsat hørelse har færre (eller ingen) sociale aktiviteter, hvilket i sig selv er en risiko for demens.

Få en høreprøve

Vi ved, at et menneskes livsstil er forbundet med hjernens sundhed. Men den enkleste og måske mest effektive måde at mindske risikoen for eller udskyde udviklingen af demens er at have så god hørelse som muligt.

Vi kan ikke gøre meget ved det faktum, at vi hører mindre godt i takt med, at vi bliver ældre, men der er ingen undskyldning for ikke a kompensere for denne udvikling ved

(1) at blive testet for nedsat hørelse og

(2) at få høreapparat' hvis hørelsen er blot en smule nedsat.

Gør det nu. Nedsat hørelse starter tidligt og bliver aldrig bedre af sig selv!

Selv om du kun er i 40-50 års alderen, bør du få din læge til i det mindste at foretage en screening. Det tager kun et par minutter.

Note:

Hørelse udtrykkes i decibel (dB).

Vi kan sjældent høre noget under 10 dB, og 100 dB er hvad vi normalt kalder "meget højt" støjniveau.

- Normal samtale har et decibel niveau på ca. 60.
- TV (normal lydstyrke) har ca. 70 dB.
- Et jetfly som går i luften har ca. 120 dB . . . og
- En rock koncert er på ca. 130 dB

Kilder:

JAMA undersøgelse: https://tinyurl.com/y6y9noav

The Lancet artikel: https://tinyurl.com/y8t8mvys

Nye undersøgelser, se NCBI: https://tinyurl.com/y5bksq77

"Dobbelt sanse-svækkelse" (herefter: DSS) - d.v.s _samtidig_ nedsat syn OG hørelse - øger risikoen for demens betydeligt. Det gode er, at nedsat syn og hørelse er noget, man kan gøre noget ved.

1. Nedsat syn og hørelse øger risiko for demens

Mange undersøgelser igennem adskillige år har fastslået, at syns- og hørenedsættelse er individuelle risikofaktorer for udviklingen af demens, men det er først for nyligt, at forskere har påvist, hvor meget større denne risiko er, hvis et menneske har begge disse nedsatte funktioner samtidigt!

Da vurderingen af syn og hørelse i ældre mennesker kan være en indikator for udviklingen af demens og Alzheimer's, er behandlingen af disse sansenedsættelser af stor betydning for den individuelle—og for samfundet.

2. Syn og hørelse bliver dårligere

Generelt set har 33% af mennesker over 70 år nedsat hørelse og 18% har synsnedsættelse. Det forhold, at disse nedsatte funktioner forværres med alderen, har fået forskere til at undersøge, om de er resultatet af nogle af de samme processer, som forårsager udviklingen af demens. Sådanne sammenhænge har været uklare i tidligere undersøgleser.

3. Studie om syn, hørelse og demens

De seneste undersøgelser involverede mere end 2,000 mennesker over 75 år ved forsøgets start og varede i 8 år.
- 72% af dem havde ikke tegn på syns- eller hørenedsættelse;
- 15% havde nedsat synsfunktion; og
- 8% havde nedsat hørelse.
- Der var kun 5%, som havde DSS. Af disse ca. 100 mennesker, var langt de fleste mænd, og de var ofte rygere og drak alkohol. Ingen af menneskerne havde, eller havde kun i begrænset omfang, tegn

på demens. Man anvendte både selv-rapporterede data vedr. syn og hørelse samt data fra fysiske undersøgelser af menneskeerne.

4. Fordoblet risiko for demens

Sandsynligheden for udvikling af demens i 8-års perioden var
- 14% for de mennesker, som ikke havde nedsatte funktioner
- 17% for de mennesker, som havde enten syns- eller hørenedsættelse
- 29% for de mennesker, som havde DSS ved begyndelsen

Sammenholdt med mennesker uden syns- og hørenedsættelse, havde menneskerne med DSS ca. dobbelt så stor en risiko (100% øget risiko) for at udvikle demens. Forsøget viste tillige, at mennesker med DSS havde 112% øget risiko for at udvikle Alzheimer's.

Det er interessant at bemærke, at risikoen kun i begrænset omfang kunne relateres til *graden* af syns- eller hørenedsættelse.

5. Vigtigt at afhjælpe syns- og høreproblemer

Der skal flere forsøg til, for mere præcist at fastslå rollen af syns- og hørenedsættelse i udviklingen af demens, men forsøget viser, at forskellige behandlinger af syns- og hørenedsættelse i den ældre del af befolkningen —for eksempel operationer, hjælpemidler/proteser (briller og høreapparater), kan have en positiv indvirkning på udvikling af demens.

I lyset af den store belastning demens-sygdommen vil have på samfundet i de næste 25-30 år, og med den stadigt aldrende befolkning, er det oplagt, at der kan vindes meget ved at adressere disse problemer på så tidligt et tidspunkt som mulig. Det er i høj grad op til pårørende og fagpersonale at medvirke til, at ældre mennesker adresserer disse problemer.

Det er ikke ofte, at løsningerne til alvorlige problemer og lidelser kan være så simple.

Udskyd ikke en undersøgelse af dit syn og hørelse—og gør noget ved det, hvis du har selv mindre nedsatte funktioner.

Kilder:
University of Washington Alzheimer's & Dementia; se også: https://www.healthline.com/health-news/hearing-loss-can-mean-dementia-risk

Indhold

Sex, ældre, og demens diskuteres sjældent samtidig. Faktisk er disse emner - trods vores formodede frisind - stadig et tabuområde. At det tilmed er et stort problem, fremgår af de følgende artikler.

Denne introduktion efterfølges af fire efterfølgende artikler.

Sex, ældre, og demens

Som nævnt er der ca. 90.000 mennesker i Danmark med en demenssygdom og op mod 400.000 mennesker, som berøres heraf. Samfundet står i ethvert henseende overfor et omfattende problem, både fra den enkeltes perspektiv og i det store, samfundsmæssige perspektiv. Og når det drejer sig om sex, ældre, og demens, er dette problem yderligere forstørret.

Myter om sex, ældre, og demens

Samfundet har alt for længe ligget under for myten om, at sex kun er for de unge og raske. Det kan synes naturligt: Det er trods alt dem, som skal reproducere. Men nydelsen af sex er ikke knyttet til reproduktionen, og det betyder, at ældre mennesker kan have et aktivt sexliv i mange år efter reproduktionsladeren.

Undersøgelser af dette tabuområde viser også, at mere end halvdelen af mennesker mellem 50 og 80 år er glade for deres sexliv, og mange siger endda, at det er bedre, end da de var unge. Dette gælder især for ældre kvinder, som trods mindre hyppig sex-aktivitet er i stand til at nyde det mere, end da de var yngre og skulle/ville undgå graviditet.

Seksualitet er en integreret del af ethvert menneskes personlighed. Den er et basalt behov og et aspekt af selve det være menneske, som ikke kan adskilles fra andre aspekter i livet.

Sexlivet ændrer sig med tiden

Sex og intimitet er både identitetsbevarende og sundt for alle forhold. Derfor er det vigtigt at være forberedt på de ændringer man ofte vil opleve, når man bliver ældre, og *især* hvis en af parterne rammes af demens. Alle mennesker oplever en gradvis nedgang i seksuel aktivitet i takt med, at vi ældes.

Det er også vigtigt at holde for øje, at seksualitet er ikke kun et spørgsmål om at have samleje, og at sex er ikke lige vigtig for alle mennesker. Intime forhold kan tage mange forskellige - og med tiden - helt nye former. Den kan omfatte berøring, nærhed, og aktiviter, som er udtryk for fællesskab og tryghed - former man ikke tidligere ville have anset for sex.

Derfor er det primære råd at være åben overfor, hvad intimitet betyder og fokusere på alle de ting, som giver tilfredsstillelse i forholdet.

Lysten til og behovet for sex har det samme brede spektrum af intensitet, uanset hvilken gruppe man tilhører (unge, ældre, mænd, kvinder, social status, eller andre grupperinger). Det er derfor også vigtigt at fremhæve, at mennesker, som er ramt af demens, ikke er anderledes end andre grupper af mennesker, og at de ikke nødvendigvis mister lysten til sex.

Behov for revurdering

Så der er meget, vi skal revurdere.

Mange problemer inden for hele dette felt er knyttet til manglende viden om og forståelse for de ændringer, som mennesker med demens kan opleve i højere eller mindre grad, og hvordan pårørende og plejepersonale kan støtte det demensramte menneske. Jo bedre forberedt, jo nemmere er det at gå ændringer i møde og tilpasse sig dem.

Når det kommer til bevarelsen af et intimt forhold efter ens partner er ramt af demens, er der ikke kun én tilgang, som vil fungere for alle. Man skal derfor altid fokusere på de ting, som passer bedst til den specifikke situation.

Mange nye spørgsmål

Men ikke desto mindre står mange mennesker overfor nye og forvirrende spørgsmål om ændringer i deres sexliv, efter den ene part er blevet diagnosticeret med demens. Man skal være bevidst om to ting:

(a) Disse ændringer har ikke noget at gøre med din *værdi som menneske*! og

(b) Der er ikke kun én 'normal' måde at forholde sig på i dette meget menneskelige emne.

Mange har svært at diskutere sex og intimitet, men det kan være nyttigt at tale med én, man har tiltro til, en ven eller en fagperson, som møder disse emner hele tiden. Spørgsmål kan også rejses i en støttegruppe og se, hvilke erfaringer andre i de samme situationer.

Opdeling af artiklerne

I tre artikler forklares, hvordan demens kan påvirke seksuelle følelser, behov, og adfærd hos mennesker med demens og deres partnere. Der gives forslag til, hvordan partnere kan forholde sig til disse ændringer. I en fjerde artikel beskrives de 10 vigtigste fysiske og fysiologiske fordele ved et aktivt sexliv.

Det skal understreges, at informationer og anbefalinger i disse tre artikler *ikke* er en erstatning for den professionelle rådgivning, man kan og bør få af sin læge, socialrådgiver, eller fagperson i kommunen.

Indholdet af disse artikler er:

Del I: Ændringer
Tilpasning til ændringer i mennesker med demens
Mindre eller ingen seksuel interesse
Øget seksuel interesse
Udfordrende seksuel adfærd

Del II: Udfordringer
Ændringer i hæmninger
Tilpasning til ændringer i partnere
Måder at håndtere frustration
Praktiske ting m.h.t. sex på plejehjemmet

Del III: Muligheder
Samtykke til seksuelle forhold
Hvis man har mistanke om misbrug
Indgåelse af nye forhold

Bevarelse af sunde forhold
Sund seksualitet

Del IV: Sex eller ikke sex
De 10 vigtigste fordele ved et aktivt sexliv

#

Nedenfor henviser vi til en række nyttige kontakter/organisationer, som er relevante for de emner, som er behandlet i de fire artikler.

1. DemensLiv - www.demensliv.dk
2. Alzheimerforeningen - https://www.alzheimer.dk
3. Foreningen Sex & Samfund - https://sexogsamfund.dk
4. Sexologisk Klinik på Rigshospitalet - https://tinyurl.com/sl354g9
5. SEXefter50 webside - http://SEXefter50.dk
6. Videnscenter For Demens: www.videnscenterfordemens.dk

Sex og demens er en kompliceret cocktail.

Ikke nok med det: Sex og demens er *hver for sig* svære at diskutere; sammen er de næsten umulige - men ikke desto mindre nødvendige.

Sex i forskellige faser af livet kan være kompliceret nok, men når demens bliver en del af hverdagen for et par (eller en enlig), står man overfor problemer og behov for tilpasninger, man sjældent er forberedt på.

Nedenfor skitseres nogle af disse udfordringer. Det er heldigvis ikke alle, som kæmper med disse ændringer, og ofte fremtræder de kun i mildere grad. Men det er vigtigt, at man kender til alligevel.

Lad is starte med at slå fast, at **hjernen er vores vigtigste (og største) kønsorgan!**

Det er fordi, hjernen er 'kontrol centret' for alle vores holdninger og følelser, inklusive seksuelle følelser og hæmninger. Vores kønsorganer reagerer ikke, som de fleste tror, på erotisk stimulans *uden* direkte input (ordre) fra hjernen.

Fordi demens påvirker hjernen, især forlapperne, kan et menneske med demens opleve uventede og uforudsigelige ændringer. Afhængig af hvilken del af hjernen bliver påvirket, og hvilken medicin de tager, kan et menneske med demens opleve:

- mindre eller ingen interesse i sex
- større interesse i sex
- bedre eller ringere evne til at gennemføre seksuelle aktiviteter
- ændringer i seksuelle 'manerer' – for eksempel, mindre sensitivitet overfor en partners behov eller ligefrem seksuel aggressivitet
- ændringer i inhiberinger – mennesket kan sige eller gøre ting, de aldrig før ville have sagt aller gjort.

Nogle par er i stand til at tilpasse sig disse ændringer relativt nemt, mens andre oplever forskellige grader af irritation, følelse af tab, vrede, forlegenhed, nervøsitet, og frustrationer.

1. Mindre eller ingen seksuel interesse

Nogle mennesker med demens - og sågar deres partnere - mister af og til lysten til sex selv i en ung alder og kan blive helt tilbagetrukne. Selvom de ofte kan føle beroligelse og nydelse ved kærtegn, knus og kram, kan de ikke længere selv vise tegn på affektion. Nogle mennesker accepterer, at deres rolle i et intimt forhold ophører, så længe nærhed og affektion fortsætter på *andre* måder. For eksempel, hvor partnere ikke længere sover i samme seng, finder nogle mennesker med demens behag i at have noget andet at lægge sig op ad, så som et blødt tøjdyr eller en varmtvandsflaske.

Hvis nedsat lyst til seksuel aktivitet volder problemer i parforholdet, bør man søge råd hos sin læge. Det kan være et resultat af anden, fysisk sygdom, hormonel ubalance, eller depression.

Men det afgørende er, at man tillader hinanden at have den seksualitet, man hver for sig har lyst til og mulighed for - uden at nogen løfter et øjenbryn.

○ Gensidig respekt

Mange føler sig skyldige, hvis de bliver mindre interesserede i sex end deres partner. Det er vigtigt for det andet menneske at respektere deres valg, og evt. finde andre måder at bevare intimitet i forholdet. Det er også vigtigt at finde måder at håndtere deres egne seksuelle frustrationer (se #7, nedenfor).

Som med alle andre mennesker kan der være fysiske og endog medicinske årsager til nedsat eller manglende interesse i sex. Hvis man ikke er i god form, er overvægtig, eller har hjerte-kar problemer, kan det gå ud over sexlysten, men også medicin (for eksempel imod blodtryk eller depression) kan have en negativ virkning. Det er emner, man skal tage op med sin læge inden man giver op og tror, det er begyndende demens.

2. Øget seksuel interesse

Nogle mennesker med demens oplever øget seksuel interesse. Det hilses velkommen af nogle partnere, mens andre er ude af stand til at leve op til det nye behov. I det sidste tilfælde kan situationer blive vanskelig for mennesket med demens, og nogle partnere er utrygge ved, at normal affektion kan blive misforstået, som en invitation til seksuel aktivitet. Hvis behovet er overvældende, kan det, i stedet for en ren afvisning, være værdifult at finde andre aktiviteter, partnerne kan lave sammen, og som møder den demensramtes behov for nærhed.

Nogle mennesker med demens kan blive aggressive, hvis deres seksuelle behov ikke bliver mødt. Denne adfærd stammer sandsynligvis fra menneskets følelser og fortolkning af situationen. En velovervejet og sensitiv afvisning af seksuelle behov kan hjælpe uden at krænke den demensramtes værdighed og følelser. Hvis det er en midlertidig situation, kan det være en god ide, at parterne holder en vis afstand indtil behovet mindskes eller forsvinder.

◦ Håndtering af problemer

Det kan være et vanskeligt emne at diskutere. Hvis parterne ikke kan afklare det alene, bør de søge råd fra deres læge eller anden vejleder. Medicinsk behandling kan overvejes, men kun som en sidste udvej. Hvis partneren føler, at han eller hun (eller andre) er i fare, bør vedkommende ikke tøve med at få hjælp.

Hvis mennesket med demens handler på en måde, som skaber spændinger med plejepersonale – for eksempel ved hjælp med badning og afvaskning – kan familiemedlemmer blive skamfulde og måske overveje helt at undlade at få plejehjælp udefra. Det er vigtigt, at familiemedlemmer deler disse bekymringer med fagpersonale/plejere, da familien ofte vil være i stand til at pege på, hvad mennesket med demens kan eller ikke kan lide.

3. Udfordrende seksuel adfærd

Mange pars seksuelle forhold vil fortsætte på normal vis, men nogle mennesker oplever, at en partner med demens kan virke kold og fraværende, når de har sex. Andre gange kan et menneske med demens umiddelbart efter deres seksuelle samvær ligefrem glemme, at de allerede har haft sex. Det sker endog, at mennesket ikke længere kan genkende partneren. Disse situationer kan være smertefulde oplevelser for partneren.

Hvis et menneske med demens tror, et anden menneske er deres partner, er det vigtig at prøve at håndtere situationen på en måde, som bedst muligt bevarer værdigheden hos mennesket med demens. Prøv at undgå 'anklager' eller at blive fornærmet. Tal i stedet for med mennesket på en rolig og forklarende måde. Det mindsker risikoen for at mennesket bliver flov eller stresset.

○ Hvis det går ud af kontrol

I sjældne tilfælde går nogle mennesker med demens igennem en fase med seksuel aggression og stiller gentagne gange krav om sex med deres partner eller andre mennesker. I ekstreme tilfælde, især hvis den demensramte er fysisk stærk og/eller har en baggrund med aggressiv opførsel, kan truslen om anvendelse af fysisk magt være vanskelig at håndtere.

Det er vigtigt at huske, at sådan en adfærd typisk er et resultat af vanskeligheder og ændrede opfattelser relateret til personens demens - og at det ofte er et resultat af ændringer i hjerne-forlapperne, man ikke kan kontrollere.

Imidlertid er det vigtigt at partnere og plejere tager vare på deres egen sikkerhed. Hvis parterne i et forhold engagerer sig i seksuelle aktiviteter, som de helst ville undgå, er det vigtigt at tale med en læge eller rådgiver. Det samme er tilfældet, hvis partnerne føler, der er en risiko for voldelig adfærd eller misbrug.

Ligeledes kan man henvende sig til en af de organisationer, som er nævnt i introduktionen ovenfor (s. 137).

Denne artikel fortsættes i Del II og Del III.

Sex kan under alle omstændigheder være en udfordring, men når demens bliver en del af hverdagen for et par (eller en enlig), kan man stå overfor udfordringer, man ikke er forberedte på.

Her fortsætter belysningen af de udfordringer, man kan stå overfor i éns sexliv, når demens bliver en del af hverdagen.

4. Ændringer i hæmninger

Demens kan reduce et menneskes hæmninger. Det kan medføre, at de "offentliggør," hvad der normalt er private følelser, tanker, og holdninger – inklusive ting, som har med sex at gøre. Sommetider kan et menneske med demens tilsyneladende helt miste deres hæmninger og invitere andre til at have sex, klæde sig af, eller berøre sig selv i det offentlige rum. De kan også bruge et ordvalg, man aldrig har hørt dem bruge før, og som er helt ukarakteristisk for mennesket.

Det er vigtigt ikke at overreagere eller vise tegn på chock men at aflede mennesket til andre aktiviteter. Undgå at blive vred eller at argumentere. Man må aldrig latterliggøre mennesket eller lade dem blive skamfulde. Led mennesket til et privat område, hvis deres upassende opførsel forgår i det offentlige. Vær sensitiv og betryggende.

Sådanne situationer kan være ydmygende for venner og familie. De kan også være forvirrende, stressfulde, og frustrerende for mennesket selv – især hvis de ikke kan forstå, hvorfor deres adfærd anses for upassende. Disse handlinger involverer dog sjældent seksuel ophidselse. Hvad sommetider ser ud til at være af seksuel natur, er ofte en indikation af noget helt andet (et menneske, som er upassende afklædt, kan have det for varmt eller have glemt at klæde sig på).

○ **Vis forståelse**

Andre årsager til holdninger, som kan synes at være af seksuel natur, inkluderer:

i. ubehag forårsaget ved stramt-siddende eller kløende tøj, eller en følelse af at have det for varmt
ii. kedsomhed eller agitation

iii. udtryk for et behov for fysisk kontakt eller affektion
iv. misforståelse af andre menneskers behov og adfærd
v. fejlagtig antagelse af en fremmed menneske for at være deres partner.

Nogle mennesker ønsker at beskytte et menneske med demens mod at andre morer sig over dem eller bliver chokerede over deres holdninger. De kan, for eksempel, bede andre, inkl. deres børnebørn, om ikke at besøge dem. Hvis du tror, dette er nødvendigt, bør du diskutere det med en anden person først - og genvurdere beslutningen senere. Husk, at situationer som disse kan ændre sig med tiden.

5. Tilpasning til ændringer i partnere
Når partnere af mennesker med demens beskriver følelser omkring fortsættelsen af deres sexliv, nævner de alt lige fra glæden ved stadig at kunne have et seksuelt forhold til forvirring og usikkerhed ved at have intim kontakt med et menneske, som til tider synes at være en fremmed.

I takt med fremskridende demens, ændrer situationen sig ofte — og dermed de følelser, som er involveret:

- partnere, som tager sig af et menneske med demens, kan føle sig udmattede af deres plejegerning
- partnere har muligvis ikke overskud til at nyde sex. Det kan være frustrerende for begge parter
- partnere kan have svært ved at forestille sig at have sex med et menneske med demens, når de samtidig skal hjælpe dem med intime fysiske aktiviteter så som badning eller hjælp med toiletbesøg. Det kan få mennesket med demens til at føle et tab af værdighed og af deres følelser for dem selv og deres partner
- mange mennesker finder det svært ved at nyde et seksuelt forhold, hvis kun lidt af deres hidtige forhold består. Det kan føles, som om sex ikke længere har nogen mening. Hvis det er tilfældet, er det vigtigt at give mennesket med demens rigelig støtte, opmuntring, og affektion på enhver passende måde
- nogle mennesker føler, at demens kan gøre deres partnere klodsede eller ubetænksomme.

I alle sådanne situationer bør parterne proaktivt finde måder at være intime på – uanset om det involverer sex eller ej.

○ **Vær opmærksom på stress**

Afhængig af hvordan demens har indflydelse på et parforhold, fortsætter nogle partnere at sove i samme seng. Andre vælger at sove i separate senge eller i separate værelser. Hvis en partner flytter til et andet værelse skal vedkommende være opmærksom på, at det kan være en kilde til stress og usikkerhed for mennesket med demens. Det kan hjælpe at diskutere dette med en plejekontakt, visitator, læge, eller psykolog.

Praktiske, dagligdags forhold, så som kendskab til hvornår og hvor ofte mennesket står op om natten, kan afhjælpes med visse tekniske hjælpemidler.

6. Måder at håndtere frustration

Problemer kan opstå i ethvert forhold, når den ene udtrykker en større interesse i at have sex end den anden. Hvis det sker, vil det hjælpe at huske på, at det er noget de fleste mennesker i langtids-forhold har oplevet – selv uden at demens er involveret. Man skal i så fald lede efter realistiske, praktiske løsninger, eller finde nogen man kan tale med om det.

Mennesker udenfor parforhold har naturligvis også seksuelle behov, og mange kan blive frustreret, når de ikke blive mødt.

Dette er helt normalt, og ingen bør vurderes negativt, fordi de har disse følelser. Hvis man er ansvarlig for pleje af mennesker eller for varetagelsen af husholdningen for mennesker, som bor alene, kan det være en fordel at tale med en visitator og se, om de kan pege på problemområder. Visitator kan dog af mange grunde finde det svært at tale om upassende holdninger, men det er vigtigt at kende til deres erfaringer.

○ **Tal sammen**

Der er adskillige måder, hvorpå man kan reducere ophobede seksuelle spændinger – for eksempel kan det hjælpe at tale om motion eller onani.

Somme tider kan seksuelle behov forveksles med behov for nærhed, berøring, tryghed, acceptering, og varme, samt behovet for at føle man er speciel. Mange mennesker finder, at hvis disse behov opfyldes, reduceres deres behov for sex.

For eksempel kan nære, platoniske venskaber aflaste behovet for emotionel intimitet, og terapi-former som massage og refleksologi involverer fysisk kontakt, som kan være meget afslappende.

Det skal i denne sammenhæng også nævnes, at studier har vist, at mennesker, som deltager i stress-reduktion baseret på "mindfulness" træning og meditation, har forbedret hjerneaktivitet og er bedre til at håndtere frustrationer. Dette hænger sammen med den positive indflydelse på hippocampus-centret i hjernen, som er ansvarlig for indlæring og hukommelse.

7. Praktiske ting m.h.t. sex i plejehjemmet

At bo i en beskyttet bolig, plejehjem, eller dele-lejlighed er ikke en grund til afslutningen på ens sexliv. Tal med en leder eller fagperson om dit behov for at have privat tid sammen, og hvordan det kan arrangeres. Spørg hvilken træning personalet har vedr. forhold, seksualitet, og seksuel sundhed. Du kan også ønske at få svar på spørgsmål som:

- har plejehjemmet en seksualpolitik?
- hvad sker der, hvis en beboer viser affektion eller seksuelle følelser overfor en anden beboer eller et medlem af personalet?
- bliver homoseksuelle forhold behandlet med samme respekt som heteroseksuelle forhold?
- spørg om plejehjemmets ligerets-politik.

Alle hjem bør have en anti-diskrimination politik, og du kan bede om eksempler på, hvordan den håndhæves. Det er vigtigt at enhver beboer kan udtrykke deres seksualitet i et sikkert og tolerant miljø.

Denne artikel fortsættelses i Del III.

Sex, intimitet, og demens i forskellige faser af livet kan som nævnt have sine udfordringer, men de kan også indeholde nye muligheder i takt med at ens situation ændrer sig. Det gælder naturligvis også for mennesker med demens.

8. Samtykke til seksuelle forhold

Enhver partner - indenfor eller udenfor et ægteskab - har retten til at sige nej til at deltage i seksuelle aktiviteter. Men når det drejer sig om en partner med demens, har vi endnu ikke fuldt ud forstået, *om* (og i hvilket stadie af demens) man mister retten *til at sige ja.*

Begge parter i et forhold skal ifølge loven give samtykke til at have sex. Samtykke er baseret på, at det er afgivet *uden* tvang, og at mennesket er *fuldt bevidst* om beslutningen. Problemet er naturligvis, at det ikke altid er klart, om et menneske med demens er fuldt bevidst om afgivelsen af samtykke.

Det er et betydeligt problem, som alle involverede skal være meget opmærksomme på. Normalt er kriteriet for, om en menneske er fuldt bevidst om sit samtykke, at han eller hun:

- har mental kapacitet til at forstå informationen ("invitation" til sex) godt nok til *selv* at træffe beslutningen
- er bevidst om informationen længe nok til at være i stand til at tage beslutningen
- kan kommunikere beslutningen ved tale, tegnsprog, eller kropssprog (inkl. at nikke, at blinke med øjnene, eller klemme med hånden).

○ **accept eller ikke accept**

I nogle tilfælde kan det se ud, som om et menneske med demens passivt accepterer en "invitation" til sex ved ikke at sige 'nej' eller ved at give minimal tilbagemelding. Nogle partnere kan føle sig skyldige, hvis det ikke er klart for dem, om mennesket med demens ønsker at have sex. Dette er et kompliceret etisk og juridisk problem, som man skal være opmærksom på — og som måske kræver faglig rådgivning.

Hvis en menneske med demens ikke kan udtrykke sine ønsker, er det vigtigt, at partnerne lærer de ikke-verbale tegn at kende, og at de holder sig tilbage ved ethvert tegn på tøven.

At have demens betyder naturligvis ikke, at en menneske altid mangler evnen til at træffe sine egen beslutninger eller forstå konsekvenserne af dem. Men evne er altid knyttet til en specifik situation. En menneske kan, for eksempel, mangle evnen til at træffe beslutninger vedrørende økonomi eller hvilken medicin, han eller hun skal tage, men kan udmærket være i stand til selv træffe beslutninger om at tage et bad eller lave mad. I seksuelle situationer er det primære, afgørende kriterium, om den mennesket med demens menneske er klar over identiteten af den menneske de er sammen med, og om mennesket klart kan sige fra eller udtrykke sine ønsker på anden vis.

9. Hvis man har mistanke om misbrug

Hvis du har mistanke om, at din partner eller et andet menneske, du kender, kan være udsat for misbrug af emotionel eller fysisk karakter, er det vigtigt at bringe dette til myndighedernes/politiets kendskab.

Seksuel misbrug af enhver art er en kriminel handling, og myndighederne bør inddrages.

Overgreb og aggress v seksuel adfærd forekommer relativt sjældent, og det er vigtigt at understrege, at de ikke sker hyppigere hos mennesker med demens - og endda ikke ved alle former for demens - end i alle andre grupper af mennesker. Men situationerne kan være meget forskellige, og de bør derfor behandles derefter.

Seksuel misbrug kan komme til udtryk i mange former, lige fra vold eller overmagt, til forsøg på at tvinge en menneske til at se pornografi. Tal med en fagperson om det - men gør det (som altid når det drejer sig om andres seksualliv) på en måde, som tager hensyn til alle parters privatliv og værdighed.

Der er også støtte at hente hos Alzheimer Foreningen eller *Hotline for Misbrug* (se 'Nyttige Organisationer" nedenfor).

○   **søg hjælp**

De mennesker, du måtte involvere, vil i sådanne tilfælde vurdere om parterne:

i.   er komfortable i deres forhold

ii.   optræder inden for rammerne af deres værdinormer

iii.   er villige og i stand til at give samtykke til seksuelle aktiviteter

11. Indgåelse af nye forhold

Mennesker med demens er stadig i stand til at indgå nye og intime forhold. Familie, og især børn af mennesker med demens, kan ofte føle ubehag ved at erkende, at den demensramte stadig har seksuelle behov. Men familien skal undlade at blande sig i denne situation, hvis mennesket virkelig ønsker at indgå i et nyt forhold, og det ikke er til skade for nogen parter. Så længe mennesket med demens har mental kapacitet til at træffe sådan en beslutning, er det vigtigt at respektere menneskets ønsker (se "Samtykke til seksuelle forhold" ovenfor).

◦   **vis respekt**

Det er et tema med mange variationer. Der er mange positive og livsbekræftende eksempler på, hvordan mennesker med demens forelsker sig og flytter sammen (på plejecentre) - også *selvom* de stadig har ægtefæller. Det "modsatte" kan også være tilfældet: At en menneske finder en kæreste, selvom ægtefællen med demens stadig er i live. Det er aspekter af utroskab, vi normalt ikke er konfronteret med, og som kræver stor takt, forståelse, og medmenneskelighed at håndtere.

Det er for nogen endda et spørgsmål, om det overhovedet *er* utroskab. Det er vigtigt, at alle parterne i disse forhold bliver behandlet med værdighed og respekt, og at mennesket med demens ikke bliver taberen *på grund af* hans eller hendes situation. Det kan være en god ide, at have en uvildig rådgiver til at lede parterne igennem sådanne situationer.

10. Bevarelse af sunde forhold

Et liv med demens er en udfordring, men der er meget, man kan gøre for at bevare et positive forhold.

Fælles sociale aktiviteter er nyttige, og det samme er kreative aktiviteter, som parterne kan deltage i sammen. Begge dele fremmer følelsen af selvværd.

Deltagelse i aktiviteter som par/anden familieenhed hjælper mennesket med demens med at fokusere på de positive aspekter af forholdet. Det kan være simple ting som at lave et fotoalbum sammen, lytte til musik og se film sammen, deltage i en social gruppe i nabolaget, eller tage på udflugter sammen.

- **hav diskussioner**

Det er også vigtigt, at begge parter har rigelig støtte og hjælp i tilpasningsfasen. Hvis man er bekymret eller oprevet over et eller andet, bør det diskuteres med:

i. familie og venner – vælg dem, som forstår situationen
ii. en læge, social rådgiver, eller hjemmeplejer kan som oftest forklare de ændringer, parterne går igennem
iii. en terapeut/psykolog – få en henvisning fra en læge til en terapeut/psykolog
iv. en 'helpline' rådgiver – se nyttige organisationer nedenfor - kan give information og råd og evt. pege på andre organisationer, hvor man kan få hjælp
v. en støttegruppe – hvis man er den, som tager vare på et menneske med demens, kan det være en god ide *selv at* søge hjælp hos andre, som er bekendte med din situation.

11. Sundhed og seksualitet

Sundhedsproblemer og medicin kan have en effekt på seksuel aktivitet og tilfredsstillelse. Hvis en af parterne lider af smertefuld slidgigt, kan en fysioterapeut foreslå måder, hvorpå sex kan dyrkes mere komfortabelt. Hvis en af parterne har haft en nylig operation eller hjerteproblemer, bør man søge en læges råd, inden man starter med at have sex igen. Det kan være, vedkommende med sådanne problemer har brug for en ventetid.

Seksuelt aktive mennesker er - uanset alder - udsatte for smitte med kønssygdomme. Faktisk er risikoen større for ældre mennesker. Ethvert tegn på usædvanligt kløe, ubehag, udflåd, vabler, pletter eller knuder omkring kønsorganerne bør checkes af din læge. Man skal være opmærksom på, at mange mennesker kan have kønssygdomme uden at have tegn derpå, og det derfor skal anbefales, at man bliver testet, hvis man har ubeskyttet sex med andre end éns langtidspartner.

God sex hygiejne er kritisk i alle aldre.

Enhver, som starter et nyt seksuelt forhold, bør have en åben snak om sikker sex. Tal med en læge eller opsøg information via andre sundhedskilder som en start på sådanne samtaler.

12. Andre betragtninger

Det kan synes at være udenfor rammerne af disse artikler om sex at nævne, at sex/intimitet kan være en faktor i andre problemområder.

Men vanskeligheder kan opstå, hvis et menneske med demens bliver udnyttet af andre mennesker, som har finansielle motiver.

Det kan ske, hvis en tidligere partner (efter forholdets ophør) fortsætter med at varetage den demensramte persons interesser og *bruger sex/intimitet*, som en måde at få eller vedligeholde tillid. Tilsvarende kan det være en tredieperson, som på samme måde opnår tillid fra den demensramte person til at foretage financielle dispositioner - og transaktioner. Det kan starte så uskyldigt som at betale regninger, men derfra og til at foretage ikke-autoriserede overførsler er et meget lille skridt.

Selvom mistillid ikke er en behagelig holdning, så skal et menneske med demens (og deres omgivelser) være rimelig påpasselig med, hvem han eller hun giver sådan dispositionsret til.

Det er derfor vigtigt, at overveje at inddrage råd fra en uvildig trediepart, som kan etablere en dialog om, hvad parterne ønsker. Og måske endda have en uvildig trediepart (fx revisor) til at varetage financielle sager.

Denne artikel er afslutningen på de tre sammenhængende artikler. Læs også den efterfølgende artikel, *Sex eller ikke sex*.

Som Shakespeare ville have sagt: "At have sex eller ikke have sex. Det er spørgsmålet."

Der er mange myter omkring sex eller ikke sex i relation til at blive ældre. En af de mest hårdnakkede er, at ældre ikke har (eller *bør* have) sex.

Spørgsmålet er snarere . . .

Er det en god idé - eller er det ikke en god idé - at have sex når man bliver ældre?

Tilfredshed og nydelse ved sex er ikke i fokus i denne artikel. I stedet fremhæves de **fysiske/fysiologiske fordele ved at have sex**. Det er sjældent, at et par (eller den ene part alene) tager *beslutningen* om ikke mere at have sex (med mindre der er specifikke grunde til det).

Sex er snarere "noget," som langsomt bliver skubbet i baggrunden. Inden det sker, og inden "ikke mere sex" bliver normalen, er det vigtigt at vide, at man giver afkald på 10 betydelige fysiske/fysiologiske fordele. Her er de (*se note 1* til sidst i artiklen):

Der er godt nyt

1. Helt generelt: Mennesker, som har sex regelmæssigt, har et bedre liv . . . fysisk og menta t, nu OG i fremtiden.

2. Sex er godt for hukommelsen.

Det er bevist, at sex fremmer hukommelsen i mennesker mellem 50 og 89 år. Det vides ikke præcis hvorfor, men der er ingen grund til at kimse af det af den grund. Faktisk kan man idag påvise en forbindelse mellem sex og dannelsen af nye hjerneceller. Mennesker over 50 med et aktivt sexliv, er klart bedre i stand til at huske telefonnumre, løse matematikproblemer, m.v. Det gælder for begge køn, men er dog mest udtalt blandt mænd.

3. Sex styrker immunsystemet. Regelmæssig sex hæver IgA (immunglobulin A), som er v gtig for bekæmpelsen af infektioner. Det er påvist, at mennesker (unge i dette tilfælde), som havde sex to eller flere gange om ugen, havde et markant højere indhold of antistoffer i deres spyt and de, som havde sex mindre ofte.

4. Lavere nervøsitets/stress-niveau.

Sex reducerer de hormoner (adrenalin), kroppen producerer i stress-situationer. Uden at kunne forklare hvorfor, har forskerne vist, at denne effekt kun viser sig i sex med en partner.

5. Sex er en vigtig faktor imod depressioner, ikke bare fordi det er kilden til et godt forhold, men fordi sex, og især orgasmen, udløser et højt niveau af endorfiner og oxytocin. Kvinder får tilmed et ekstra højt østrogen indhold, som er godt for sundheden (se også artiklen om Overgangsalderen i Afsnit 4, s. 105). Disse og andre hormoner dulmer også smerter (hovedpine/migræne, ryg- og bensmerter). De er en hjælp mod slidgigt og, siger nogen, mod menstruationskramper.

Generelt bruger sexuelt aktive mennesker *mindre* medicin.

Der er meget mere godt nyt
6. Mindre risiko for hjertesygdomme. Forskningen viser, at mennesker, som har sex mere end én gang om måneden, ikke får hjertesygdomme så hyppigt som mindre aktive mennesker. En af grundene er, at man får motion (se livsstilartiklerne i Afsnit 3, ovenfor).

Hjertet er en muskel, som har brug for at blive trænet. Kroppen forbrænder ca 5 kalorier per minut ved at dyrke sex. Det er næste lige så meget som 100 meter rask gang. Det vil sige, at en halv times sex svarer til 3 km rask gang. Samtidig optager kroppen mere ilt, og blodtrykket falder. Med andre ord: Hvis vejret er for dårligt til en gåtur, så . . .

7. Bedre søvn er et uomtvisteligt resultat af sex (med eller uden orgasme). Endorfiner, oxytocin og prolactin udløses og får én til at slappe af og falde i søvn hurtigere. Det gælder især for mænd - det er vist noget de fleste kvinder kan bevidne uden at være videnskabsmænd! Søvn (se artiklen om *Søvn* i Afsnit 3, s. 70) er kritisk for mental sundhed, hukommelse, og hjernens andre funktioner.

8. Et længere liv er nævnt som et resultat af at opnå orgasme, især for kvinder. Det vides ikke hvorfor - og man kan argumentere at det er fordi sådanne mennesker generelt er sundere. Men hvorfor tage chancen?

9. Prostata-sundhed er ofte nævnt som et resultat af sexuel aktivitet (med orgasme). Man er ikke helt sikker på, om eller hvorfor ejakulationer har den virkning . . . men årsagen er jo ikke så vigtig som virkningen.

10. Sex holder vægten nede. Om det er fordi, sex gør én tyndere, eller fordi tyndere mennesker har mere sex, vises ikke. Men uanset hvad, er det en god "bivirkning."

Hvis sex ikke *i sig selv* er en god nok grund til at dyrke det regelmæssigt, så er alle de nævnte fordele det.

Svaret er . . .
Ja! Det er en god idé!
Sammenfattende vil forskere inden for mange felter sige, at regelmæssig sex er vigtigt for en sund krop og sjæl.
Og pointen i denne sammenhæng skal gentages:
Sex er mange ting og ikke kun et spørgsmål om samleje. Nærhed, tryghed, og kærtegn - noget, som vi ofte ikke ville kalde sex – er for mange mennesker meget tilfredsstillende.

NOTE 1: Disse fordele er generelle og vil ikke opleves af alle. Anbefalingerne her kan ikke tages til udtryk for lægelig rådgivning.

KILDE:
WebMD slides-serie: https://tinyurl.com/yy5jdty4

Afsnit 7
Om GUIDEN65

Indhold

GUIDEN65

Din online platform med velfærdsteknologi hjælpemidler og brugeranmeldelser

Det er GUIDEN65s mission at gøre information om hjælpemidler, services og velfærdsteknologiske løsninger lettilgængelig for at øge ældres livskvalitet og selvhjulpenhed.

GUIDEN65 udgiver også letlæselige artikler med den seneste viden og forskning om relevante emner. Det giver hver eneste ældre muligheden for selv at tage stilling og tage hånd om egen situation. Denne bog er en samling af artikler, som vi har udgivet i vores vidensunivers.

GUIDEN65s første skridt på vejen er faldGUIDEN og demensGUIDEN med løsninger og viden på fald og demensområderne, men det er kun begyndelsen. Den senere fuldt udbyggede GUIDEN65 giver overblik over og skaber dialog om hjælpemidler og services bredt på sundheds- og velfærdsområdet.

"Vores vision er, at vores platform kan fremme livskvalitet og gøre tilværelsen lidt lettere for folk med funktionsnedsættelser inde på livet. Når helbredet begynder at udfordre, vil vi være platformen, hvor man som ramt og som pårørende kan finde hjælp til selvhjælp. Det skal være nemmere at hjælpe hinanden, så man fortsat kan leve livet på trods af udfordringer, " forklarer co-stifter Esther Davidsen.

Det er planen, at GUIDEN65 fremover skal inkludere alle sundheds- og velfærdsteknologiske områder og services, således at den kan blive samlingsstedet for ældre, deres pårørende og alle andre, der arbejder indenfor ældreområdet.

FAKTA:

Om GUIDEN65 - platformen hvor brugere og fagpersoner ordet!

- GUIDEN65 er stiftet af Sussi Bianco og Esther Davidsen på baggrund af to koncepter. Det
- ene koncept er udviklet af Esther Davidsen og Torben Riise, det andet af Sussi Bianco. Torben Riise er rådgiver for GUIDEN65. Maria Tønnersen er medstifter af DemensGUIDEN på GUIDEN65's website (https://guiden65.dk/)
- GUIDEN65 er en brugerdrevet platform, hvilket vil sige, at det er brugerne selv eller de fagprofessionelle, der sammen med en bruger anmelder velfærdsteknologi og hjælpemidler.
- GUIDEN65 giver bedre overblik over, hvad der findes af hjælpemidler og velfærdsteknologi på markedet lige nu.
- GUIDEN65 samarbejder med en række virksomheder, kommuner, organisationer og uddannelsesinstitutioner.

GUIDEN65s website, https://guiden65.dk/er det første website i Danmark hvor du kan anmelde hjælpemidler og velfærdsteknologi og læse om andres erfaringer.

GUIDEN65

Din online platform med velfærdsteknologi hjælpemidler og brugeranmeldelser

Website: **https://guiden65.dk/**

Email: info@guiden65.dk

LinkedIn: www.linkedin.com/company/guiden65/

Abonnér på nyheder fra GUIDEN65:
mailchi.mp/6bf527633056/ nyhedsbrev-tilmelding

Facebook: www.facebook.com/Guiden65

Adm. Direktør: Esther Davidsen - ed@guiden65.dk

COO: Sussi Bianco - sb@guiden65.dk

FORFATTERE OG REDAKTØRER

Esther Davidsen, Torben Riise og Maria Tønnersen er hovedbidragsydere og redaktørerne af denne håndbog. Fire andre skribenter har haft en tilknytning til GUIDEN65 som praktikanter og/eller konsulenter. Det er **Camilla Welling Andersen, Mia Dahl, Christina Jacobsen,** og **Gry Segoli.**

GUIDEN65 er meget taknemmelig for deres professionelle og kreative bidrag til opstarten af GUIDEN65 og for adskillige af de artikler, som indgår i denne samling. Uden dem ville vi ikke være, hvor vi er idag.

Esther Davidsen, MA (statskundskab), MBA (business), EMCC (certificeret coach). Esther har haft en lang karriere i Bruxelles som international lobbyist og som udsendt for Københavns Kommune og for Region Sjælland. Hun har specialiseret sig i sundhedsinnovation i EU sammenhæng.

Hun startede udviklingen af Guiden65 sammen med Torben Riise og Sussi Bianco, da hun flyttede hjem til Danmark i 2017.

Torben Riise, PhD (bioteknologi), MBA (virksomhedsøkonomi) har haft en lang executive karriere i internationale biotech virksomheder i Danmark og USA. I 1991 startede Torben sin egen internationale konsulentvirksomhed i Florida. Torben udviklede GUIDEN-konceptet sammen med Esther. Dette blev senere til GUIDEN65.

Torben bor idag i Phoenix, Arizona. Han er forfatter til 7 andre bøger (fiktion og non-fiktion: https://www.torbenriise.com).

Maria Tønnersen, er sygerplejerske med mange års arbejde inden for demensbehandling. Hun er en efterspurgt foredragsholder og rådgiver i det private og offentlige regi.

Maria har sin egen virksomhed, Demensliv (www.demensliv.dk) og er forfatter til bogen DEMENSLIV - *Fordi livet skal leves, også med demens* (sammen med to andre forfattere). Maria er medstifter af Demensguiden, som blev opbygget inden for rammerne af GUIDEN65. Hun sidder i GUIDEN65's Advisory Board.